思春期の

Adolescent Mental Disorders and Their Prognosis

こころの

倉本英彦 Hidehiko Kuramoto

精神科医
による実証的
アプローチ

問題と

予後

ナカニシヤ出版

はじめに

　今日，わが国の内外を問わず，次代を担う子どもや若者のこころの問題が大きく取り上げられている。

　こころの問題は，こころの病，情緒や行動の問題，の二つに分けられる。

　こころの病の代表的なものは，外因性精神疾患，内因性精神病（統合失調症，躁うつ病，うつ病など），不安障害（いわゆる神経症），適応障害（いわゆる心因反応），発達障害などがあり，疾患分類体系によって多少の違いはあっても，万国ほぼ共通である。

　情緒や行動の問題は，わが国において，不登校，ひきこもり，家庭内暴力，虐待，いじめ，校内暴力，PTSD，自傷，自殺，摂食障害，非行，薬物依存，インターネット依存，援助交際，性別違和，睡眠障害など，挙げだしたら枚挙にいとまがない。

　後者の問題行動は，こころの病と併存する場合もあるが，養育環境，学校や社会のストレス，度重なる人的災害や自然災害などの影響を受けやすく，その経過や結末に関しても明らかにされていないことが多い。

　そこで，思春期・青年期のこころの病をはじめとして，情緒や行動の問題も含めたこころの問題の予後（治療転帰）について調べることにした。

　およそ臨床に携わる人であればだれでも，自分が治療者として関わった事例がこれからどういう経過を経て，どうなるか，あるいは治るまでどのくらいかかるか，関心がない人はいないであろう。

　どのように軽症に見えても，何が隠れているかすぐにはわからないものであるし，あらかじめ想定できない偶然の出来事によって病状ががらっと変わってしまうこともあり得る。また，当初はかなり重症のように見えても，本人の治療意欲と家族や学校・職場のサポートがしっかりしていて，1年後にはほとんど痕跡を残さずに治ってしまうこともあり得る。

2 　はじめに

　昔，学生の頃，生物物理学の実験でショウジョウバエの幼虫の行動を寒天培地上で長期間観察したことがある。驚くことにどの幼虫もまったく同じ振る舞いはせず，正確な行動予測はできなかったのである。いわんや人間をや。

　臨床とはいつ，どこで，何が起こるか想像もつかない世界である。だから，いつも五感を総動員して，患者さんが発するさまざまな情報を細大漏らさず受け取り，その時点でもっとも適切な処置をし，もっとも妥当な予後を見立てていかなければならない。

　予後の見立てがとんちんかんだと，治療の行方もあちらこちら定まらない。予後について考えるということは，実はもっとも難しく，もっとも重要な作業の一つなのである。

　本書は，次の三部で構成されている。

　まず第Ⅰ部基礎編（第1，2章）に思春期のこころの問題やその予後についての理論的側面を置き，次いで第Ⅱ部研究編（第3，4，5章）に筆者が研究代表者として携わった二つの実証的研究[*1]についての報告と考察を置いた。そして第Ⅲ部臨床編（第6章）に，すでに発表した精神科臨床に関するいくつかの小論を載せた。

　第1章は，思春期のこころの問題と見立てについて，総論的に記載した。子どもと大人をつなぐ思春期（あるいは青年期）の定義に始まり，思春期のこころの問題と診療の概要を説明し，思春期のこころの見立て方や不登校の類型化を例にして予後の話の口火を切った。

　第2章は，予後の意味とおもなこころの病の予後について解説した。こころの病のうち，予後予測因子と生命予後が確立しているものはむしろ希である。ひとりひとりの事例に寄り添い，長い経過をつきあってみないと予後はわからないものだと痛感している昨今である。

　第3章以降が本書のメインである。第3章（自験例調査）と第4章（全国調

　[*1]　思春期・青年期のひきこもり等の問題行動の予後（治療転帰）に関する臨床的研究　平成25年度―27年度科学研究費助成事業（学術研究助成基金助成金）基盤研究（C）（課題番号25510010）

査）に見るような研究報告の類は，一部の研究者以外には興味を惹かないかもしれない。読者によっては，「早く役に立つ結論を聞きたい」「何が言いたいのかわからない」と，堪忍できない向きもあるのではなかろうか。が，本書が科学論文の端くれである以上，手続き的な部分（方法論）の記載をおろそかにはできない。

　この予後の議論は，臨床という営みの本質に触れることでもあるので，若干の読みにくさについては，どうぞ読者のひろい心におゆるしを請いたい。

　その分，第5章以降で，筆者の主観をふんだんに投入した。とくに，ギリシャのヒポクラテスから始まった予後の話が，最終的に江戸時代の貝原益軒『養生訓』にたどり着いたところが，筆者としても予想外の展開であった。

　最終章の第6章は，精神科専門医および臨床心理士としての筆者が日常臨床を通じて感じていることのうち，本書のテーマに多少なりとも関連がありそうな論考を選んで載せた。中には資料的にもう古くなってしまったものもあるかもしれないが，改訂せずにそのまま採用した。他の箇所との齟齬や文脈がずれた場合はそのため，とご理解いただきたい。

　本書が，思春期のさまざまなこころの問題やこころの病の予後に関心があるすべての読者に，少しでも参考になれたら，筆者としては望外の幸せである。

2018年9月

倉本 英彦

目　次

はじめに …………………………………………………………………… I

第Ⅰ部 基礎編：思春期のこころの問題を理解する

第1章　思春期のこころの問題と見立て ……………………………… 9
1．思春期とは何か ………………………………………………… 9
2．思春期のこころの問題 ……………………………………… 15
3．思春期のこころの見立て …………………………………… 21

第2章　予後とは何か ………………………………………………… 29
1．予後の意味 ……………………………………………………… 29
2．こころの病の予後 …………………………………………… 32
 (1)統合失調症　32
 (2)うつ病　35
 (3)躁うつ病（双極性障害）　38
 (4)社会不安症（SAD）　40
 (5)強迫症（OCD）　41
 (6)摂食障害　43
 (7)境界性パーソナリティ障害（BPD）　44
 (8)自閉スペクトラム症（ASD）　46
 (9)注意欠如・多動症（ADHD）　47
3．自殺：最大の生命予後 ……………………………………… 49

第Ⅱ部 研究編：思春期のこころの問題の予後

第3章　思春期のこころの問題の予後①：自験例調査 …………… 57
1．予後研究の意義と目的 ……………………………………… 57
2．自験例調査：対象と方法 …………………………………… 59
3．結果と考察 ……………………………………………………… 66

6　目　次

　　4．まとめ ……………………………………………………………… 82

第4章　思春期のこころの問題の予後②：全国調査 ……………… 91
　　1．全国調査：対象と方法 ………………………………………… 91
　　2．結果と考察 ……………………………………………………… 92
　　3．まとめ …………………………………………………………… 104

第5章　思春期のこころの問題の予後を考える …………………… 109
　　1．自験例調査から ………………………………………………… 110
　　2．全国調査から …………………………………………………… 114
　　3．両者の比較から ………………………………………………… 116
　　4．より良い予後をめざして ……………………………………… 117

第Ⅲ部 臨床編：現場からみえてくる思春期のこころ

第6章　精神科臨床の中で考えたこと ……………………………… 133
　　1．安心感の乏しさ（不安）は子どものどこに現れるか ………… 133
　　2．親に暴力をふるう子の特徴と対応 …………………………… 138
　　3．男性の不登校・ひきこもりはなぜ長期化しやすいか ……… 143
　　4．震災時の不適応問題 …………………………………………… 147

　おわりに ……………………………………………………………… 157
　引用文献 ……………………………………………………………… 159
　索　引 ………………………………………………………………… 165

凡例
　文献のレファレンスの形式は，文献注として文献番号を該当箇所に付した章と，著者，発表年を
セットで（ ）内に記載した章とがある．2通りの形式で不統一ではあるが，いずれも巻末の文献に
は該当する文献を載せてあるので，当該論文は検索可能である．

第 I 部 基礎編

思春期のこころの問題を理解する

第1章

思春期のこころの問題と見立て

1．思春期とは何か

(1) 思春期と青年期

　あらためて思春期とは何かと問われて，すこし逡巡する。思春期とはふだん使い慣れていることばであるのに，いざ明快な定義を求められるとなかなか難しい。

　なぜ，「春を思う」時期なのか，ならば「春」とは何か。

　広辞苑（第六版　岩波書店）にはこうある。

　　（草木の芽が［張る］意，また田畑を［墾る］意，気候の［晴る］意からとも）

　　　①四季の最初の季節。

　　　②正月。新春。

　　　③勢いの盛んな時。得意の時。

　　　⑤青年期。思春期。

　　　⑥色情。春情。

　同じく，「思春期」を引くと，

　　第二次性徴があらわれ，生殖可能となる時期。11～12歳から16～17歳までくらいの時期。春機発動期，

とある。

　このように思春期とは第二次性徴があらわれる時期のことをいう。わが国では小学校高学年から高校生くらいまでの時期に相当しようか。

　日本産科婦人科学会の定義によれば，性染色体に由来する内・外性器の男女差を第一次性徴といい，思春期になり性ホルモンの作用の差によって生じる性器以外の男女の特徴を第二次性徴という。個体差はあるものの，女子の場合は，

だいたい8歳からあらわれ始め、乳房発育→陰毛→身長増加→初経発来の順に起こり、16歳までに完成する。男子の場合は、女子よりほぼ2年遅れて、10～12歳で第二次性徴があらわれ始まり、睾丸の発達→陰毛→精通→声変わり→体形の変化という順番をたどり、18歳までに完成する。

この意味での思春期に相当する西欧語は、ラテン語のpubertas（puber 成長した）由来のpuberty（英）、puberté（仏）、Pubertät（独）とほぼ共通である。以前、ことば遊びのように「思秋期」ということばが流行ったことがあったが、外国語表記はどうしたらよかっただろうか。

もちろん、人間は身体や性的成熟のみで生きているわけではない。われわれは子どもから大人への移行期であるこの特殊な時期を表すことばをもう一つ所有している。それは「青年期」。西欧語はラテン語のadolescentia（adolescere 成長する）に由来し、adolescence（英）、adolescence（仏）、Adoleszenz（独）とほぼ共通である。pubertasが成熟というニュアンスがあるのに対して、adolescentiaには未成熟（成長中）という意味が含まれている。それは心理的、社会的な面によく表れている。

さて、「青春」とは何だろうか。思春期の「春」が性的成熟をさすのに対して、青春の「春」は古代中国の陰陽五行説に由来する季節をさしている。

表1-1に見るように一切の万物は陰と陽の二気によって生じる。また人生に関するあらゆる事物を木・火・土・金・水の五行にあてはめる（表は筆者作成）[1]。

これによると、春の色は青く（青春）、夏は赤く（朱夏）、秋は白く（白秋）、

表1-1 陰陽五行説による青春

気	行	季節	方角	色彩	徳目	内臓	味	穀物	家畜
陽	木	春	東	青	仁	脾	酸	麦	羊
	火	夏	南	赤	礼	肺	苦	豆	ひなどり
中間	土	土用	中央	黄	信	心	甘	うるちきび	牛
陰	金	秋	西	白	義	肝	辛	麻の実	犬
	水	冬	北	黒	智	腎	塩辛	もちきび	ぶた

冬は黒い（玄冬）。先に触れた「思秋期」は，むしろ「青春」に対応して「白秋」とすべきだったのではなかろうか。

　本書では「思春期」ということばを多用しているが，それはあくまで人口に膾炙しているからに過ぎない。なぜかよくわからないが，日本語では「思春期」を adolescentia の意味で使うことが多いようである。

　すると，今度は「青年期」の対象年齢が上がり，西欧語ではラテン語のjuventas 由来の youth（英），jeunesse（仏），Jugend（独），つまり「若者」と同義になる。このあたりの事情はどの国でも微妙な曖昧さを残している。ならいっそのこと，人生の時期的区分を，子ども－若者－大人（－老人を入れるか？）という時系列に単純化してしまいたくなる誘惑にかられる。

　思春期の終わりが延びていると言われて久しい。ことばの厳密な意味では，第二次性徴を表す思春期が30～40歳まで続くことはあり得ないので，「若者が大人になる時期が遅れている」あるいは「大人の始まりが遅くなっている」と言った方が正しい。繰り返すようだが，本書では，思春期を性的成熟という狭い意味ではなく，子どもが身体－心理－社会的に成長・発達して，成人期へと移行する過程のことと考えている。

　ところで，子どもとは何だろうか[2]。

　一つは，大人（成人）の対概念としての子どもである。法律的には，児童福祉法では満18歳に満たない者を，乳児（満1歳未満），幼児（満1歳から小学校就学の始期に達するまで），少年（小学校始期から満18歳未満）に分ける。少年法では20歳未満を少年とし，犯罪少年を年長少年（18, 19歳），中間少年（16, 17歳），年少少年（14, 15歳）に分け，それぞれ処分の仕方を変えている。なお，少年犯罪の凶悪化と低年齢化に対応するため，2007年の改正によって，少年院送致の年齢下限は14歳から「おおむね12歳」に引き下げられた。また，2015年に公職選挙法が改正され，選挙権獲得年齢は20歳から18歳に引き下げられた。

　もう一つは，親の対概念としての子どもである。この場合，年齢よりも，家族や組織の中の役割や位置づけ，つまり経営形態や世襲と関連している。親からみれば子どもはいくつになっても子どもなのである。

12　第Ⅰ部　基礎編：思春期のこころの問題を理解する

　では，大人になるということはどういうことだろうか[3]。

　宮本[4]によれば，大人になるためには，①安定した職業生活の基盤固めをすること，②親の家を出て，独立した生活基盤を知ること，③社会のフルメンバーとしての権利を獲得し，義務を果たすことができるようになること，④社会的役割を取得し，社会に参画すること，などの条件を満たすことが必要とされている。しかし，最近はそれが困難になってきているという。

　ひょっとすると，子どもと大人をつなぐ若者は，中米のパナマ運河 Canal de Panamá のようなものかもしれない。筆者は，以前，総務庁（当時）事業「世界青年の船」のアドバイザーとして中南米を訪れた時，パナマ運河通過を経験した[5]。いつもは快活な船長が，運河通行時は話しかけるのもためらわれるほど真剣に操舵していたことが強く印象に残っている。パナマ運河は，1914 年に開通，カリブ海（大西洋）と太平洋をつなぐ全長 80 キロメートルの閘門式運河である。運河中央部の人造湖ガトゥン湖の海抜が 26 メートルと高いため，いくつかの閘門を利用して水位を上下して船を通過させるのである。

　仮に，大西洋側を子ども，太平洋側を大人にたとえれば，その間のパナマ運河が若者にあたる。子どもと大人がそれぞれ独立した存在であるように，大西洋と太平洋はまったく異質の光景を呈する。運河がなければ両者を結べない。パナマ運河がなかった時代は，大西洋から太平洋へ航行するためには南アメリカ最南端のホーン岬を回らなければならなかった。大西洋と太平洋はホーン岬で接するので，そこで子どもと大人の区別は消え，当然，若者という概念もなくなる。そればかりか，アリエス[6]の言うように，17 世紀以前と同じく子どもや子ども時代も存在しなくなってしまう。若者の誕生は産業革命と学校教育制度を待たねばならなかったのである。パナマ運河の一部の狭い区間では，船舶は自力航行できずに電気機関車に牽引される。それは若者が大人になるまでに，家族や社会の側からかなりのサポートや働きかけが必要なのと似ている。子どもは急に大人になれない。パナマ運河という人為によってはじめて船は大西洋から太平洋に渡れるのである。

（2）WHO の定義

　思春期（puberty）と青年期（adolescence）の定義に関して，世界標準のまと

まった見解が WHO（＝ World Health Organization 世界保健機構）の Web サイト[7]に載っているので，その主要な部分を訳出しよう。

青年期を認識する：青年期（adolescence）は特殊な健康と発達上のニーズと権利を持つ人生の一時期である。同時に，知識と技術を伸ばし，情動と（人との）関係性の扱いを学び，青年期を楽しく過ごし大人の役割を引き受けるために大切な特質や能力を身につける時期でもある。

すべての社会は子どもであることと大人になることには差があると認識している。この小児期（childhood）から成人期（adulthood）への移行の定義や認識の方法は文化や時代によって異なる。昔は移行はしばしば相対的に急速であったし，いくつかの社会では今でもそうであるが，多くの国で変わりつつある。

小児期と成人期をつなぐ期間はより長くより明瞭になっている。思春期の開始は多くの国で早まっているが，一般的に初潮の時期は高収入国で 12〜13 歳と横ばいである。同時に，成人期への重要な社会的移行は生物学的に十分に成熟した後まで延長されている。

青少年は教育と訓練に何年もかかるので，将来の見込みが変化し，妊娠しないように避妊法が入手しやすくなっている。その結果，家族の形成や雇用など，青少年が大人の役割と責任を引き受けるのが遅くなるのである。

用語の定義：WHO は青年期を 10〜19 歳と定義する。したがって，青年期の大部分は，「児童の権利に関する条約」*Convention on the Rights of the Child* で採択された児童 *child* である 18 歳未満を含んでいる。

時期が重なる他の用語には若者 *youth*（国連の定義では 15〜24 歳）があり，青年期と若者を結合して青少年 *young people*（10〜24 歳）とする。

これらの用語は時々相互に交換して使用され，国によって定義はさまざまである。たとえば青年期（adolescence）は 12 歳で始まり若者 youth は 30 代半ばまで続く，とか。

14　第Ⅰ部　基礎編：思春期のこころの問題を理解する

年齢がすべてではない：年齢は青年期を定義するのに便利であるが，この発達時期の輪郭を描くための一つの特徴に過ぎない。年齢は，社会文化的環境によって変わる社会的諸移行よりも（思春期（puberty）のように）かなり普遍的な生物学変化の評価や比較に適している。

青年期における生物学的変化はすべてが 10 歳で始まり 20 歳で終わるわけではない。いくつかの重要な内分泌変化（たとえば副腎のアンドロゲン産生）は 10 歳以下で始まり，いくつかの神経発達的変化は青年期に起こり 20 代前半まで続く。それでも，一般的に，もっとも深く急速な思春期の変化は 10 代に起こる。

もちろん，10 歳と 19 歳はかなり違う。10 代におけるさまざまな発達段階をまとめると，青年期はしばしば早期（10〜13 歳），中期（14〜16 歳）と後期（17〜19 歳）に分けられる。

年齢に加えて，他の重要な変数は性別（sex）—青年期女子は青年期男子より 2 年ほど早く生物学的な発達指標に到達する—と性役割（gender）である。ほとんどの社会で青年期男子と青年期女子への期待と社会規範はかなり違う。

青年期：身体的変化（省略）

青年期：神経発達的変化（省略）

青年期：心理学的変化と社会的変化

心理社会的変化：ホルモンと神経発達的変化に関連して起こるのは，心理社会的変化，情緒的変化，増加する認知と知的能力である。10 代を通じて，青年期は強い推論技術，論理的，道徳的思考を伸ばし，抽象的思考や理性的判断ができるようになる。そして，他人の見方をもっと考慮できるようになり，生活の中で遭遇する社会的問題についてしばしば何かをしようとする。

同時に，青年は自己意識を伸ばし強める。性的同一性の発達を含む自己同一性の増大とともに，他者，とくに仲間の意見に大きな関心をいだくようになる。

また，青年は強い自立と責任を求める。自らの決定，情動，行動の自立と，親の支配からの解放をますます主張する。社会文化的環境が青年の自立要求の表現の仕方に重大な影響を与える。

年少の青年ほど，諸能力がまだ開発途上であるのに，家族の束縛から出て，だれと

一緒に過ごすとか何を食べるとかを一人で決め始める時にとりわけ傷つきやすくなるかもしれない。

　　外的環境の変化：青年の環境で起こる変化は青年の内部での変化に影響を与えたり与えられたりする。これらの外的影響は，文化や社会によって異なるが，社会的価値観，規範，この年代において変化する諸々の役割，責任，関係性や期待を含んでいる。これらの変化は，家族，学校や地域という目の前の環境で青年に影響を与えるが，都市化，国際化，デジタルメデイアやソーシャルネットワークへのアクセスを含むより広範な社会的変化を反映している。

　　青年は類似の生物学的，認知的，心理社会的発達過程を経験するが，その過程の時機や影響は，青年の個性と，青年が住み，学び，遊び，働く環境の両者によって決まるのである。

2．思春期のこころの問題

(1)「青少年問題」から「子ども・若者ビジョン」へ

　本書の冒頭の「はじめに」で述べたように，思春期のこころの問題は，思春期のこころの病，思春期の情緒や行動の問題，の二つに分けられる。

　ただ，「こころの病」は「精神疾患」や「精神障害」と置き換えられるが，「情緒や行動の問題」については立場や見方によっていろいろな言い方が可能である。また，「問題」という言葉については，筆者を含めて，抵抗を感じる読者も多かろうと思う。

　戦後，行政用語として普及した「青少年問題」は，望ましくないもの，解消されるべきもの，として対策の対象であった（青少年対策推進要綱）。しかし，だんだんと青少年の生活と意識の望ましい側面を重視するようになり，「青少年健全育成」によって，学校や地域において，青少年が不健全な方向に行かないような取り組みがされるようになった（青少年育成推進要綱 1999 年）。自民党から民主党への政権交代を機に，2009 年に「子ども・若者育成支援推進法」が制定された。2010 年には「子ども・若者ビジョン」が策定された。子ども・若者は対策の対象ではなく，支援の対象とされ，その権利が尊重されるように

16 第Ⅰ部 基礎編：思春期のこころの問題を理解する

なった[1]。

いつの間にか，「青少年」ということばは背景に退き，「子ども・若者」が前面に出てきた。同時に，「青少年問題」や「問題行動」ということばにも，今ではややかげりが見えてきた。

「子ども・若者ビジョン」の基本的な方針は，次の5つの理念と，3つの重点課題で示されている[2]。

5つの理念：

(1) 子ども・若者の最善の利益を尊重

(2) 子ども・若者は，大人と共に生きるパートナー

(3) 自己を確立し社会の能動的形成者となるための支援

(4) 子ども・若者一人一人の状況に応じた総合的な支援を，社会全体で重層的に実施

(5) 大人社会の在り方の見直し

3つの重点課題：

(1) 子ども・若者が生き生きと，幸せに生きていく力を身につけるための取組

(2) 困難を有する子ども・若者やその家族を支援する取組

(3) 地域における多様な担い手の育成

とくに，3つの重点課題の(2)「困難を有する子ども・若者やその家族を支援する取組」は重要で，次のような具体的な支援の対象が挙げられている。

・ニート，ひきこもり，不登校，心の問題，高校中途退学者

・障害のある子ども・若者，発達障害

・非行・犯罪，暴走族，薬物乱用・依存，いじめ・暴力

・子どもの貧困，ひとり親家庭

・定住外国人の子ども・若者，性同一性障害，十代の親，嫡出でない子

・児童虐待，社会的養護，児童買春，児童ポルノ，犯罪被害，いじめ，自殺

(2) 思春期のこころの診療

われわれは，大人の精神科診療の知識技術体系である一般精神医学を持っている。それとは別に，子どものこころの診療を行うための児童精神医学がある。

わが国の精神医学は西欧から大人の精神医学を取り入れることから始まった。子どもの精神医学は第二次大戦後に米英から導入したため，英語の文献をほとんど無批判で訳した文献が使われている。大人の伝統的な精神医学を学んだ者には米英流の児童精神医学は簡単には理解できないし，逆もまたそうであろう。残念ながら，わが国ではいまだに両者に乖離がある。これは，わが国における精神医学教育の軽視や精神科の低医療費政策が原因と思われる。わが国の精神医学・精神科医療の水準が西欧先進国と比べてまだずいぶんと遅れているのはそのためである。

　筆者は思春期青年期の精神科医療に取り組んできたが，大人と子どもの精神医学の狭間にいて居心地の悪い思いをしてきた。実際の臨床的感覚では，児童精神医学の対象は乳幼児からせいぜい中学生までであり，一般精神医学はもっぱら 20 歳以上の成人を扱っている。それらの谷間に位置する高校生から大学教養学部生世代にはどう対応したらいいのか。しかも，この時期は本書で取り上げる精神疾患や情緒や行動の問題が極めて発生しやすいのである。思春期青年期ほど，臨床精神医学や臨床心理学の対象がダイナミックに展開する時期を他に知らない。

　かつて，ドイツの E．クレッチマーは未成年者の成熟困難について思春期危機 Pubertätskrise (Kretschmer，1948) という概念を提出したが，言い得て妙である。それは人生後半の大きな危機である更年期[3]と対比されるほどの，人生前半の大きな危機である。が，幸いにして，日本語の「危機」は危険と好機の両義を有し，転機とも訳されている。ギリシャ語の κρισισ (krisis)（分離，決断，判決の意）由来の crisis（英），crise（仏），Krise（独）も同様である。これは，マラリアに罹患することが多かった古代ギリシャのヒポクラテス医学における重要な概念でもあり，急性伝染病は分利 κρισισ の後にすみやかに回復するか悪化するのである[4]。

　さて，思春期のこころの診療とはどのようなものだろうか。
　厚生労働省雇用均等・児童家庭局が作成した「一般精神科医のための子どもの心の診療テキスト」[5]は参考になる。望むらくは，「児童精神科医のための大

18　第 I 部　基礎編：思春期のこころの問題を理解する

人の心の診療テキスト」もあると豪華なライン・アップになるのだが。

　以下，同テキストから重要な部分を抜粋して，筆者なりに説明を加えよう。

1) 小児の精神疾患の分類の概要（ICD-10 より）

　わが国でもっともよく使われている国際疾病分類である WHO の ICD-10[6)]
は，F0 から F9 までの診断カテゴリーを設けており，そのうち児童精神疾患に
相当するのが F7，F8，F9 である。

　F7 は精神遅滞 mental retardation であり，IQ の程度によって次のカテゴ
リーに分けられる。

　　F70 軽度 mild: IQ 50〜69
　　F71 中度［中等度］moderate: IQ 35〜49
　　F72 重度 severe: IQ 20〜34
　　F73 最重度 profound: IQ 20 未満
　　F78 他 other

　F8 は心理的発達の障害 disorders of psychological development である。そ
れに含まれる障害には，次のような共通点がある。

　　・発症は常に乳幼児期あるいは小児期である
　　・中枢神経系の生物学的成熟に深く関係した機能発達の障害あるいは遅滞で
　　　ある
　　・精神障害の多くを特徴づけている，寛解や再発がみられない安定した経過
　　　である

　また，F8 は次のカテゴリーに分けられる。

　　F80　会話および言語の特異的発達障害
　　F81　学力［学習能力］の特異的発達障害
　　F82　運動機能の特異的発達障害
　　F83　混合性特異的発達障害
　　F84　広汎性発達障害
　　F88　他

　このうち，F84 広汎性発達障害 pervasive developmental disorders は，自閉
症 Autism，レット症候群 Rett's syndrome，小児崩壊性障害 childhood disin-
tegrative disorder，アスペルガー症候群 Asperger's syndrome などを含んでい
る。

F9 は，小児期および青年期に通常発症する行動および情緒の障害であり，次のような多彩な障害に分けられる。

F90　多動性障害
F91　行為障害
F92　行為および情緒の混合性障害
F93　小児期に特異的に発症する情緒障害
F94　小児期および青年期に特異的に発症する社会的機能の障害
F95　チック障害
F98　他

このうち，F91 行為障害 conduct disorders は，家庭限局性（家庭内暴力のこと　筆者注），非社会性［グループ化されない］，社会性［グループ化された］，反抗挑戦性障害 oppositional defiant disorder などを含んでいる。

F93 小児期に特異的に発症する情緒障害は，分離不安障害 separation anxiety disorder，恐怖症性不安障害 phobic anxiety disorder，社会性［社交］不安障害 social anxiety disorder，同胞葛藤性［抗争］障害 sibling rivalry disorder などを含んでいる。

F94 小児期および青年期に特異的に発症する社会的機能の障害は，選択的緘黙 elective mutism，反応性愛着障害 reactive attachment disorder，脱抑制性愛着障害 disinhibited attachment disorder などを含んでいる。

2)　発達障害とそれ以外

2005 年 4 月 1 日，発達障害者支援法が施行され，国や地方公共団体の責務が明らかになり，発達障害の早期発見，学校教育支援，就労支援，発達障害者支援センターの指定などが定められた。

なお，同法でいう発達障害とは，

自閉症，アスペルガー症候群その他の広汎性発達障害，学習障害，注意欠陥多動性障害その他これに類する脳機能の障害であってその症状が通常低年齢において発現するもの，

と定義されている。

そもそも発達障害とは，厳密な医学的定義があるわけではなく，社会生活上の不適応をもたらす可能性があるものの総称に過ぎない。

20   第Ⅰ部　基礎編：思春期のこころの問題を理解する

　同法の成立以来，とくに教育場面で，発達障害というラベルづけが安易に行われる傾向が見られることに注意を喚起したい。ただ，成人の発達障害という新たな視点が導入され，患者さんの自己診断の多さも含めて，精神科診療の幅が広がっている印象があるのは事実である。

　さて，先のテキスト[5]は，ICD-10 に従って，子どものこころの診療の対象者を，発達障害とそれ以外に分けた各論を載せている（以下に見出しのみ記載した）。わが国の臨床場面でよく遭遇する子どもの精神疾患と情緒や行動の問題が挙げられているが，すべてに ICD-10 が適用できるわけではないことが理解できよう。とくに「Ⅲ．注目すべき現象」は医療，保健，心理，教育，福祉，司法，行政などの広範な分野にまたがる，わが国特有の思春期の問題をはらんでおり，本書で取り上げる諸問題とも重なる部分が大きい。

　Ⅰ．発達障害
　　1．F7 精神遅滞
　　2．F80-82 学習障害
　　3．F84 広汎性発達障害
　　4．F90 多動性障害
　　5．発達障害関連：てんかん
　Ⅱ．発達障害以外
　　1）F1: 精神作用物質使用による精神行動障害
　　2）F2: 統合失調症
　　3）F3: 気分障害（うつ病性障害）
　　4）F4: 神経症性障害など
　　　⑴ F40: 恐怖症性不安障害（F40.0 広場恐怖; 40.1 社会恐怖）
　　　⑵ F42: 強迫性障害
　　　⑶ F43: 重度ストレス反応および適応障害
　　　⑷ F44: 解離性（転換性）障害
　　　⑸ F45: 身体表現性障害
　　5）F5: 生理的障害および身体的要因に関連した行動症候群
　　　⑴ F50: 摂食障害
　　　⑵ F51: 非器質性睡眠障害
　　6）F90-98
　　　⑴ F91: 行為障害
　　　⑵ F93.0: 分離不安障害
　　　⑶ F94.0: 選択性緘黙

⑷ F94.1: 小児期の反応性愛着障害
⑸ F95: チック症
Ⅲ. 注目すべき現象
1. 不登校
2. ひきこもり
3. 児童虐待
4. いじめ・いやがらせ
5. 家庭内暴力
6. 自傷行為
7. 自殺
8. 多動
9. 非行

3. 思春期のこころの見立て

(1) 思春期のこころの問題の包括的評価[7]

1) 精神医学的評価と臨床的診断[8]

思春期の精神医学的診断を下すためには，まず次のことを確認する。

- ・精神障害により対人的・学業的・職業上の機能障害を起こしていないか
- ・内科的問題や身体障害により行動・情緒の問題や学力低下が起きていないか
- ・親の不在やネグレクト，虐待，養育者の精神障害などの環境的問題が生じていないか

しかし，それよりも先に，臨床的に関与すべき状態がある。

- ・自傷他害や精神症状の増悪
- ・自殺・自殺企図，自傷行為
- ・虐待・ネグレクト，家庭内暴力，いじめ
- ・抑制欠如行動（かんしゃく，パニック発作，不安による攻撃性，器質性せん妄，統合失調症の興奮，躁状態など）
- ・親の離婚・再婚
- ・家族の身体疾患
- ・近親者の死
- ・里子・養子
- ・若年妊娠，薬物・アルコール乱用
- ・急性・慢性の身体疾患

22 　第 I 部　基礎編：思春期のこころの問題を理解する

・親の精神障害

2）思春期の問題・精神状態の評価

　思春期のこころの問題は，病歴の聴取，精神的現症，各種の検査施行，学校・保健機関・児童養護施設・矯正施設などから得られた情報をもとにして評価する。

　病歴は，主訴と受診理由・経路，家族歴，既往歴，生育歴・発達歴，現病歴，現在の発達状態，などについて詳しく聞く。

　そのうち，家族歴は，家族や親族の精神疾患・身体疾患・遺伝疾患，家族の年齢と職業，家族関係，家族史的出来事や経済的状況を聞く。

　既往歴は，症例の疾患に直接関係しない病歴について記載する。

　生育歴・発達歴には，妊娠と出産，新生児期，幼児期，小児期早期，気質（手がかからない，手がかかる，時間がかかる），発達の指標（運動，認知，発語と言語，対人関係），学校歴，外傷的な出来事などがある。

　現病歴には，発症の時期や様式，症状あるいは治療の時間的経過，症状に対する子どもや親の態度，子どもや家族に対する症状の影響，生活上の出来事，葛藤，ストレス要因との関係などがある。

　現在の発達状態には，習慣，運動能力と活動レベル，注意，発語と言語，学業成績，危険を冒す行動，性的発達と性行動，趣味・活動・スポーツへの興味と技能，家族や他の大人との関係などがある。

　精神的現症は，外観と身だしなみ，運動性動作と活動性，面接中の態度，気分，感情，話し方，幻覚などの知覚異常，妄想などの思考内容，思考過程，意識レベル，記憶（即時，短期，長期），集中力と計算力，知識と知能，判断力，病識レベルなどを見る。

3）包括的評価

　思春期のこころの問題の包括的評価を実施するためには，複数の情報源の利用，親から聴取する病歴，本人との面接，家族の評価，標準化された診断法，内科的評価，学校での評価，心理テストなどを活用して，総合的に評価する。

　複数の情報源の活用：両親，同胞，親族，教師，上司，同僚，友人・知人など，

子どもと若者を取り巻く主要な人と面接して，多方面からの見方を参考にする。

親から聴取する病歴：親や養育者から十分な情報を聞き取る。時間の流れに沿って，症状，生育上の重要な出来事，家族や環境の変化などを記載する。発達歴で重要なのは，気質あるいは行動の型である。本人の気質と親の気質の適合性，期待，子育ての技能や人格傾向は，発達経過や転帰に影響を与える。

本人との面接：子どもが幼い場合には，症状について直接聞くよりも，何か描く物や玩具を与えた方が安心して会話に専念できることがある。また不安や抑うつ，親に内緒にしている行為，薬の使用については，親よりもよく話してくれることがある。本人の発達レベルに合わせた言葉を用いて面接を行うが，受診までの経緯や初期の面接の仕方によっては，ラポールを形成するまで，かなり時間がかかる場合がある。

家族の評価：おもな家族成員を一緒に面接すると，家族関係，家族力動や葛藤の所在が明らかになる。幼い子どもがいる家族には，ロールプレイ，家族画や人形遊びなどが役立つ。家系図や系譜を作成し，家族の相互作用を明らかにするとともに，精神疾患の遺伝負因を確かめておくことは重要である。時には，親自身の精神医学的治療が必要になることがある。

標準化された診断法：親，教師，本人に標準化された質問紙に記入してもらい，行動や症状を全体的に把握する。わが国ではまだあまり普及していないが，北米で一般的に使用されている評価尺度としては，小児行動チェックリストの親用 CBCL（Child Behavior Checklist 日本語版あり[9]），教師用 TRF（Teacher's Report Form），本人の自己記入用 YSR（Youth Self Report 日本語版あり[10]）がある。また，構造化診断面接には米国国立精神衛生研究所小児診断面接法 DISC（Diagnostic Interview Schedule for Children），半構造化診断面接には小児青年診断面接 DICA（Diagnostic Interview for Children and Adolescents）や子ども用 SADS（Schedule for Affective Disorders and Schizophrenia for School-Aged Children and Adolescents）がある。

内科的評価：精神症状の内科的原因や併発した内科的疾患を確認するために内科的病歴をくわしく聞き，身体的な診察を行う。

学校での評価：親と本人の同意を得て，成績，登校状況，行動評価などの記録を入手し，教師に標準的な評価尺度の記入を依頼し，場合によっては学校と連

24 　第Ⅰ部　基礎編：思春期のこころの問題を理解する

絡をとったり，訪問して本人の様子を観察する。

　心理テスト：本人の知能，認知，性格や適応行動を評価するために既存の心理テストを施行する。とくに，ウェクスラーの知能検査（幼児用 WPPSI，児童用 WISC-Ⅳ，成人用 WAIS-Ⅳ）は有用である。

(2)　見立てのポイント：不登校を中心に

　わが国における代表的な思春期のこころの問題は不登校であろう。最近は小学校就学前から大学生にいたるまで不登校（という呼び名）が拡大してきた印象がある。また不登校はひきこもりや出社拒否などの社会適応上の問題とも密接な関連があるとされている。

　思春期のこころの問題は複雑であり，個人の特性や個人を取り巻く環境の諸条件によって，その見立ては千変万化する。思春期は成長発達の途上なので，単に横断面の現在症を評価するだけでは不十分であり，誕生から問題発生あるいは将来に向けた時間軸での総合的評価が不可欠である。

　筆者は，学位論文（医学博士）で「不登校の日米比較研究」を遂行した[11]。その結果，不登校をはじめとする思春期の事例には多元的でダイナミックな見方をする必要性を感じた。以下，その観点から，不登校の見立てのポイントと，本書のテーマである予後についての実証的知見を提供しよう。

1)　5つの視点と4つの類型

　こころの問題を短い述語で的確に表現するためには，原因と症状を組み合わせるとよい。たとえば，「アルコール幻覚症」といえば飲酒による精神病性症状のこと，「心因性疼痛」といえば器質的原因が見つからない心理的要因による疼痛のことを表す。不登校についても同じように考えられる。

　圧迫要因：まず，不登校の理由について，本人・家族・友人・学校・社会の5つの領域の圧迫要因を分析した[12]。その結果，図1-1に示すように，本人の問題や家族の圧迫が相対的に強い「内圧型」と，友人や学校の圧迫が相対的に強い「外圧型」に分けられた。なお，社会の圧迫は，不登校の発現には間接的に働くとみなされた。

　日本の事例は外圧型が多く，米国の事例は内圧型が多かった。

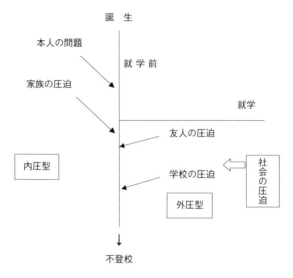

図 1-1 不登校の形成過程

　ここで，各領域の圧迫の内容の具体例を記しておこう．
　　本人：発達障害，精神障害，性格のゆがみなど
　　家族：親の過保護・過干渉，両親の不和，同胞発現，家族病理など
　　友人：いじめ，仲間外れ，孤立，勉強面での友人間の競争など
　　学校：勉学や校則面での管理，教師との関係，試験，受験体制など
　　社会：世間の「まなざし」の強さ，環境の激変，社会病理など
　問題の特徴：次いで，不登校に特徴的な問題を分析した．すると，不安・恐怖症状やひきこもりが目立つ「不安内閉型」と，情緒発達・気分の障害や逸脱行動が目立つ「情緒逸脱型」に分けられた．
　日本の事例は不安内閉型が多く，米国の事例は情緒逸脱型が多かった．
　それらを組み合わせて，不登校を「内圧・不安内閉型」，「外圧・不安内閉型」，「内圧・情緒逸脱型」，「外圧・情緒逸脱型」の4つに類型化した．
　各事例の最終面接時の転帰を調べたところ，転帰がもっとも良かったのは「内圧・情緒逸脱型」，次いで「外圧・情緒逸脱型」，「外圧・不安内閉型」，「内圧・不安内閉型」と続いた．
　不登校をこのようにタイプ分けすることによって，対応の仕方や今後の見通

しなどがはっきりしてくるのである。

さて，ここで典型的な不登校の事例を紹介し，筆者の見立てのポイントを整理しよう。

〈事例 1 – 1〉外圧・不安内閉型，男，初診時 16 歳

もともと内気でおとなしく，まじめな性格。高校に入学してから勉強についていけなくなり，成績が下がり，休み明けにはよく学校を休むことが多くなった。高 1 の夏休みには，「胸が痛い，さされる感じがする」と訴え，内科を受診したが異常は指摘されなかった。とくに英語と数学の授業に集中できなかった。高 1 の終わり頃から授業中に疲れを感じるようになり，高 2 の 5 月の連休明けからは朝起きられなくなった。頭痛やおくび（げっぷ）が止まらないので再び内科を受診して軽い胃炎を指摘された。そのような状態で 5 月下旬に筆者のクリニックを受診した。

家族は，会社員の父，主婦の母，父方の祖母との 4 人。父親は温厚で優しい人柄だが，仕事が忙しく帰りは夜遅かった。母親は何でもてきぱきと処理したい性格で，結婚以来，同居する祖母との葛藤と祖母の認知症の対応に苦労していた。祖母は，この数年来認知症が進行し，大きな声で独り言をいい，ささいなことですぐに怒り，本人や母親の悪口を言ったり，本人の部屋をのぞいたりするので，本人は家で勉強できず，近所の図書館で勉強したり，家庭教師に家の外で教えてもらうようにしていた。その他，家族に精神疾患の負因は認められない。

本人は一人っ子で，祖父母に甘やかされて育てられたためか，幼稚園の最初の 1 ヶ月は行きたがらなかった。小中の成績は良かったが，あまり活発ではなかった。中 3 の 2 学期頃から成績が伸びはじめ，第一希望の高校に合格した。

初診時には，礼容整い，自分から落ち着いて話し，授業についていけないことと祖母のことが大きな悩みになっていることを述べた。2 週間に一度の支持的な精神療法を施行し，毎食後に clotiazepam（5mg）と眠前に triazolam（0.25mg）を投与した。特定の授業が苦手で，とくに英語の教師にはよく指名され，予習していないと叱責されるので，予習に時間がとられてしまい他の科目にまで手がまわらないことが重荷になっていた。学校の友人関係はとくに問題なく，各種行事には抵抗なく参加できていた。ところが，高 2 の 10 月，出席日数が足りず留年が決定してしまった。が，そのことで時間的な余裕ができたので，祖母と一緒の生活から離れるため，近くの親戚宅の離れに住まわせてもらい，翌年明けからはそこから学校に通い出した。テストは受けるだけで点数は気にしないとか，教師や祖母に対する見方と接し方を変え

るなどの工夫をして，何とか3学期を乗り切り，4月の新学期からは再び高校2年生として登校し始めた。その後，高3への進級，大学受験失敗，再受験して合格，大学入学と順調に進んだ時点で，治療を終結した。

　　事例の評価：この事例を筆者の類型に当てはめてみよう。不登校の一番直接的な理由は高校の授業についていけなかったことだが，その背景には同居する祖母の認知症悪化という家族の圧迫も考えられる。本人の性格的な問題はさほど大きくなく，祖母と一緒の生活を離れて家族の圧迫を解除し，また認知の仕方を変えることによって，不登校からの立ち直りが順調に進んだ。したがって，不登校の理由は，学校の圧迫が相対的に大きいとみて，「外圧型」とした。次に，不登校に特徴的な問題は，胸痛，頭痛，おくび，不眠などの一過性の軽度の不安症状を呈しており，「不安内閉型」とした。

　「外圧・不安内閉型」は，筆者の不登校の四類型のうち，わが国でもっとも多くみられるタイプと考えられる。本人を取り巻く環境の調整をしながら，本人への支持的受容的カウンセリングと認知行動療法的アプローチを丹念に実施して行くことが効果的であった。

　このような考察を通して，日米の不登校の特徴を次のようにまとめた[13]。

　　日本型の不登校の特徴：日本型は，早期の母子密着に端を発した対人不安のために，分離−独立をめぐる発達課題の達成が遅れがちになり，ひとたび友人や学校の圧迫による不登校が始まると，他者の「まなざし」などにとらわれ，ウチにこもりがちになる傾向がある。

　　米国型の不登校の特徴：米国型は，早期の分離−独立の要請のための見捨てられ感を基底とし，発達障害や深刻な家族病理のために自律性が十分に育たないと，学校場面などでのストレスに耐えきれずに問題行動を発症させるが，ウチにこもらない傾向がある。

2) 今後の見込み：予後の大切さ

　思春期のこころの問題に悩む本人と家族にとって，今の苦しみから何とか脱却したいという切なる願いとともに，これからどうなるのか，どのくらいかかるのか，といった今後の見込みがもっとも知りたいところであろう。現在の状態診断と，治療転帰の見通し，つまり予後がわかってはじめて問題に真正面か

ら取り組むことができるのである。

不登校の治療終結時の予後について，筆者の研究から次のような知見が得られた[14]。

①日米ともに女子の方が予後が良く，日本では発症年齢が15歳以上の方が予後が良かった。

②日米ともに，不登校発現から受診までの期間が3ヶ月未満の方が予後が良く，治療意欲が高い方が予後が良かった。

③日本の事例では，初診時の登校状況が良い方が予後が良かった。

④日本の事例では，本人と家族の関係が良い方が予後が良かった。

⑤予後に直接的な影響を与えたのは，日本の事例ではまず本人の問題，次いで友人からの圧迫であった。

⑥ひきこもりや生活の乱れを伴う対人・社会恐怖などの症状群は予後が悪く，発達の未熟さ，母子関係をめぐる葛藤や情緒障害を表す症状群はむしろ予後が良かった。

⑦不登校の類型では，もっとも予後が良かったのは，不登校の理由として友人や学校の圧迫が強く，不登校発現後の性格や行動の変化が少なく，情緒発達および気分の障害や逸脱行動が軽度なタイプであった。

　逆にもっとも予後が悪かったのは，不登校の理由として本人や家族の病理性が強く，不登校発現後の性格や行動の変化が多く，不安やひきこもりが目立つタイプであった。

では，これから，思春期のこころの問題の予後について議論を進めていこう。

第2章

予後とは何か

1．予後の意味

(1) 予後の定義

予後（prognosis）とは日常的にあまり使われない言葉である。ちょうど医学用語の「特発性」という難解そうな接頭辞がついたら「原因不明」という意味であるように，「予後」とは，平たく言えば，「見通し」のことである。今後の病状についての医学的な見通しである。

医学の祖と言われる古代ギリシャのヒポクラテス（460 B.C. 頃-375 B.C. 頃）は，ある病の経過と結末をあらかじめ知る予後について述べている。

予後（prognosis）とはギリシャ語起源の pro（あらかじめ）と gnosis（知る）の合成語であり，同じギリシャ語起源の診断（diagnosis），すなわち，dia（すっかり）と gnosis（知る）と対照される。

ヒポクラテスは温暖，風光明媚なエーゲ海のコス島に生まれ，コス派の医術を学び，ギリシャ各地を遍歴し豊かな経験を積んだ。治療方法は，適切な食事を摂り，新鮮な空気を吸い，生活を整え，睡眠，休息，運動を規則正しくし，簡単な薬，マッサージや水浴も用いたという。予後を診断よりも重視して，自然の治癒を待った[1]。どこか，現代の精神科医療に通じるところがある。

たとえば，睡眠について，次のような素朴で真っ当な記載がある[2]。

睡眠に関しては，われわれの自然の習慣に従って，昼は覚醒し夜は眠るべきである。この習慣が変化すれば，悪い徴候である。ただし，早朝から一日の三分の一を眠るのはさほど悪くない。この時間よりあとに眠るのはやや悪い。最も悪いのは昼も夜も眠らないことである。疼痛ないし苦悩に

よって不眠となるか，あるいはこの症状のあとに精神錯乱が生じるであろうから。

　およそ臨床と名のつく職業に携わる者の役目は，目の前の患者さんの状態を的確に見立て，持てる知識と経験のすべてを動員して治療的に介入し，経過を客観的に観察し，最善の結末に導くことであろう。それも初診時に得られる情報から，その後の予後について，妥当な見通しを立てられるかどうかが，治療の成否を決める鍵となる。

　ヒポクラテスの『予後』[2]は，次のような味わいのある文章から始まる。

　　医師にとって最も重要なのは予見の術を身につけることであると思われる。医師が患者の病床にあって，その現在，過去および将来の病状を予知・予告し，また患者のいい残した詳細を補充するならば，彼は患者の状態をよく了解する者として信頼され，人びとはためらうことなく彼に治療をゆだねるであろう。さらに，もし彼が現在の病状から今後の経過をあらかじめ知ることができれば，最善の治療を行いうるであろう。

（2）いろいろな予後

　予後とは，単なる治療転帰を意味するだけでなく，生命の維持，回復，機能や経過時間などに関する予後がある。

　生命予後と機能予後：たとえば，ある重篤な疾患に罹患し，その後の生存を問題にする場合は生命予後をさし，その指標として，1年，5年，10年生存率などが用いられる。また生命予後は良好であっても，寝たきりになるなど後遺症が残る場合は機能予後が不良という。

　医師の仕事とは，医療行為によって，患者さんの機能予後をもっとも高め，生命予後をもっとも延ばすこと，といえるかもしれない。両者を同時に追求することは，時に相反する要求に応えることになり，医師の心に内部抗争を生じさせる。それが医師の仕事の醍醐味の一つといえなくもないが。

　なお，医師によっては，病気の見通しという意味の他に，余命という意味で

予後を使うことがある。どの分野でもそうだが，予測というのは蓄積された確率・統計学的データからの推定に過ぎない。現代科学をもってしても，その患者さんの，その時点での生命予後を，だれも正確な数値として提出することはできないのである。それこそ「神のみぞ知る」というべきか。したがって，医師は患者さんの生死について告げなければならない臨床的事態に直面した場合，余命という侵襲的な言葉を避け，予後という婉曲な表現を使って，あとどのくらい生きられるかという見通しをあいまいに伝えているのである。

(3) 生命予後の指標

ある疾患の生命予後は，診断名，症状，病期，病理像，病変部位，進行具合，遺伝子，血液検査，尿検査，合併症，年齢，性別など，予後を規定する「予後因子」によって異なり，今までさまざまな予測方法が開発されている[3]。

PaP スコア：たとえば，月単位の中期的予後を予測する代表的な指標として，PaP スコア（Palliative Prognosis Score）がある。これは臨床的な予後予測（週数による評価），Karnofsky Performance Scale（臨床症状，正常活動，労働，介助，看護，医療の必要性などの評価），食欲不振，呼吸困難感，白血球数，リンパ球の割合，の合計得点を算出する。

PPI：また，週単位の短期的予後を予測する指標として，PPI（Palliative Prognostic Index）がある。これは死亡直前を予測する指標として有用であり，Palliative Performance Scale（起居，活動と症状，ADL，経口摂取，意識レベルの評価），経口摂取の低下，浮腫，安静時呼吸困難，せん妄，の合計得点を算出する。

PiPS モデル：さらに，イギリスで開発された新しい予後指標に PiPS モデル（Prognosis in Palliative care Study predictor models）がある。これは全身状態，症状，血液検査（白血球数，好中球数，血小板数，尿素，ALT（GPT），ALP，アルブミン，CRP）を含めた多くの項目から算出する。データを Web サイト（PiPS model）に入力すると，日単位，週単位，月単位の予後予測が得られる。

(4) 危険因子と予後因子

危険因子：リスク・ファクター（risk factor）とは，ある疾患を引き起こす原因

32 第Ⅰ部 基礎編：思春期のこころの問題を理解する

は特定できなくても，それに寄与するさまざまな因子のことである。

　たとえば，乳がんの発症には女性ホルモンであるエストロゲンが関与しており，危険因子としては，早い初潮，規則正しい月経周期，短い月経周期，遅い閉経，出産未経験，授乳未経験，高齢出産，閉経後の脂肪摂取・肥満，閉経後の運動減少，閉経後のホルモン補充療法，良性乳腺疾患，乳がん家族歴，多量飲酒，喫煙などが挙げられている。

　予後因子／予測因子：これに対して予後因子 prognostic factor，あるいは予測因子 predictive factor は，疾患の診断後の経過に影響を与える因子のことである。

　乳がんの予後因子としては，腫瘍の大きさ，腋窩（わきの下のくぼみ）リンパ節転移，遠隔転移，ホルモン受容体の有無，がん遺伝子変異，薬剤感受性，閉経状況，細胞異形度などが挙げられている。

　厳密にいえば，予後因子とは無治療で自然経過を観察した場合に疾患の予後を予測する因子であり，予測因子とは治療効果の予測に役立つ因子，つまり，治療効果に対して交互作用を持つ治療効果予測因子を意味する。しかし，本書では，予後因子は予後予測因子として，治療後の経過と予後を予測する因子として扱うことにする。

2．こころの病の予後

　おもなこころの病，すなわち精神疾患の予後について，米国精神医学会のDSM-5 に準拠した形で簡単に紹介しよう。

　なお，DSM-5 の日本語版（2014）では，精神疾患の用語についてのステイグマを配慮して，「障害」はなるべく「症」に変更されている。精神疾患の呼称変更の動きはとくに日本で多いように思うが，その分，まだ日本語としてなじみが薄い病名がたくさんあることは否めない。

(1) 統合失調症

　「精神科医の仕事とは何ですか？」と聞かれたら，おそらく大部分の精神科医は「統合失調症の診断と治療です」と答えるのではないだろうか。いまだに原

因不明にして，多彩な症状と経過をたどり，100 人に 1 人弱はかかるこの精神
疾患は，人類が直面する大きな壁と言っても差し支えないだろう。

1) 統合失調症とは[1]

ドイツの E. クレペリン (1856-1926) は，原因不明（内因性と呼ぶ）の二大
精神病を早発性痴呆と躁うつ病に大別した。早発性痴呆（モレル，1860），緊
張病（カールバウム，1863，1874），破瓜病（ヘッカー，1871）や急性・慢性の
妄想性精神病などの雑多な精神病を，クレペリンが 1896 年に早発性痴呆に統
一した。思春期に発症し，慢性に進行し，最終的に人格荒廃にいたる精神疾患
として，人格荒廃にはいたらない躁うつ病と対比したのである。

その後，スイスのオイゲン・ブロイラー (1857-1939) は，1911 年，フロイト
(1856-1939) の精神分析学を取り入れて，早発性痴呆に代わって，連合弛緩，
感情の平板化，自閉，両価性の 4 つを基礎症状とする Schizophrenie（独）とい
う疾患概念を提案した。幻覚や妄想は副次症状とされた。これを日本精神神経
学会の用語統一委員会は，1937 年，（精神）分裂病と邦訳した。しかし，この呼
称が患者の不利益につながるなどの理由で，2002 年，同学会は統合失調症に病
名を変更した。

統合失調症の診断に重要な一連の症状を，ドイツの K. シュナイダー
(1887-1967) は一級症状 (1950) とした。次の①-⑧の症状が明らかに認められ，
かつ身体的基礎疾患がみられない場合，「ごく控えめに」統合失調症と診断され
る。それが了解不能な体験として原発的に出現するなら，統合失調症に特異的
とされる。

　①考想化声（自分の思考が反響して聞こえる）
　②話しかけ・返答の対話の形をとる幻声
　③自分の行為を批評する幻声
　④身体への被影響体験（自分の体が他の誰かによって操られている）
　⑤考想奪取（自分の思考が突然消失し他者に抜き取られる），他の思考の干渉
　⑥考想伝播（自分の考えが瞬時に他者に伝わり知られてしまう）
　⑦妄想知覚（実際の知覚に異常な意味づけがなされる）
　⑧感情・欲動・意志の領域における他者によるあらゆるさせられ体験

34　第Ⅰ部　基礎編：思春期のこころの問題を理解する

統合失調症の病型：病型は，おもに，妄想型（幻覚，被害妄想または誇大妄想を主とする），解体型（以前の破瓜型。20歳前後に徐々に発症し進行する。自発性減退，感情の鈍麻を主とし，幻覚妄想は目立たない），緊張型（昏迷と精神運動興奮という対極的な病像を呈する）の三型に分けられる。

2) 経過と予後

ブロイラーの経過分類[2]：統合失調症の経過は多様だが，M. ブロイラー（1940, 1967）は，発病の急性・慢性，経過の直線的進行・波状経過，転帰の治癒・欠陥状態・荒廃状態，経過中の病型変化などの組み合わせによって8型に分類した。1940年と1967年を比較すると予後は良くなっている。約3分の2が波状経過，約3分の1が単純経過をたどったが，全体の2分の1以上が欠陥状態に陥っている。

統合失調症の経過は病型によって異なるが，最終的には病状の進行が停滞ないしは固定した状態になる。従来，進行が停止した時の精神障害の程度の軽いものを欠陥状態といい，重篤なものを荒廃状態と呼んできた。が，最近，薬物療法，生活療法，社会生活技能訓練（SST）や地域でのリハビリテーションの進歩によって，統合失調症の予後はかなり改善してきており，欠陥状態や荒廃状態という用語はあまり使われなくなり，今では残遺状態 residual state と呼んでいる。

2000年以降の研究報告では，長期転帰では生存例の約50％が良好な転帰を示している。治療の手を離れ治癒とみなせるものの割合も16％程度みられた。が，生命予後については，依然として高い自殺率と身体合併症による死亡率の高さが問題である[3]。統合失調症の約5‐6％が自殺し，約20％が少なくとも1回自殺企図し，多くにはっきりとした自殺念慮がある[8]。

個々の精神症状ごとの経過[4]：能動性減退，感情鈍麻，人格障害，思考障害などの陰性症状および言語性記憶の低下，注意機能の低下，実行機能の低下などの認知機能障害は改善しにくい。幻覚，妄想，緊張病症候群などの陽性症状は発病初期あるいは急性期には活発だが，経過とともに消退する。

治療予測因子[5], [6]：統合失調症の発症前後の患者自身や環境に関係する要因で，治療反応性に影響を与えるものを治療予測因子と呼ぶ。それを修正可能

（modifiable）な因子と修正困難（fixed）な因子に分けたものが表2−1である。

表2−1　統合失調症の転帰の予測因子（兼子[6]，倉本改変）

予測因子	転帰に対する影響
修正可能な因子	
・精神病未治療期間 DUP[*1]	短いほど良好
・治療アドヒアランス	良いほど良好
・治療継続性	同一治療者による治療継続は良好
・神経認知機能[*2]	神経認知機能が低いと社会機能の予後は不良
・病識[*3]	乏しいと不良
・社会的サポート	良いサポートシステムがあれば良好
修正困難な因子	
・性別	女性が良好（無関係という報告あり）
・病前性格	共感的な性格は良好，分裂気質は不良
・病前の知能・学歴	高知能，高学歴は良好（無関係という報告あり）
・病前の社会機能	高い場合は良好
・家庭環境	家族機能が高い場合は良好，低いと不良
・婚姻（発病時）	既婚は未婚，離婚，死別より良好
・発病年齢	発症年齢が高いと良好，低いと不良
・精神疾患の遺伝負因	気分障害の負因は良好，統合失調症は不良
・発病促進因子	明らかな促進因子の存在は良好，欠如は不良
・発病様式	急性発症は良好，潜在性発症は不良
・臨床症状の特徴	精神運動興奮や気分障害（特にうつ病）は良好，引きこもり，自閉的行動は不良
・神経学的微細兆候	認められると予後不良
・初回薬物療法に対する反応	治療開始後数週間の抗精神病薬に対する反応がいいと完解に至りやすい（初発エピソード群）

注）＊1　DUP（duration of untreated psychosis）　発病から治療を受けるまでの期間
　　＊2　注意，言語記憶，作業記憶，処理速度，問題解決・遂行機能など
　　＊3　症状の気づきや治療必要性理解の障害は服薬アドヒアランスを低下させ転帰不良になる

（2）うつ病

1）うつ病とは[7]

　うつ病の診断基準：DSM−5におけるうつ病の診断基準は，次の9項目のうち5つ以上の症状が同じ2週間に存在することである。ただし，少なくとも1つは①または②を含む。その症状により臨床的に意味のある苦痛，または社会的，職業的，または他の重要な領域における機能の障害を引き起こしている場合に，うつ病と診断される。

①抑うつ気分
②興味または喜びの喪失
③食欲減退，体重減少，または食欲増加，体重増加
④不眠または睡眠過多
⑤精神運動焦燥または制止
⑥疲労感，気力の減退
⑦無価値感，過剰もしくは不適切な罪責感
⑧思考力や集中力の減退，決断困難
⑨死についての反復思考，自殺念慮，自殺企図

　うつ病の診断コードは，エピソードが単一か反復か，現在の重症度（軽度，中程度，重度），精神病性の特徴の存在，寛解の状況（部分寛解，完全完解）に基づいて決まる。
　また，それらの特定用語に加えて，次のような付加的な症状の特徴を用いる。
　不安性の苦痛を伴う：次のうち少なくとも2つ以上が存在する。
　①張りつめた，緊張した感覚
　②異常に落ち着かないという感覚
　③心配のための集中困難
　④何か恐ろしいことが起こるかもしれないという感覚
　⑤自分をコントロールできなくなるかもしれないという感覚
　⑥困った結果になる
　混合性の特徴を伴う：以下の症状がほぼ毎日，3つ以上存在する。
　①高揚した，開放的な気分
　②自尊心の肥大，または誇大
　③普段より多弁，しゃべり続けようとする心迫
　④観念奔逸，いくつもの考えが競い合っているという主観的経験
　⑤気力または目標指向性の活動の増加
　⑥困った結果につながる可能性が高い活動に熱中する
　⑦睡眠欲求の減少
　メランコリー型の特徴を伴うもの：喜びの重度の喪失，早朝覚醒，体重減少，（ありふれた出来事に対して）過度の罪責感を持つ
　非定型の特徴を伴うもの：楽しい出来事に気分が明るくなる，過食，過眠，鉛様麻痺，長期間にわたり対人関係上の拒絶に敏感

精神病性の特徴を伴うもの：心気妄想，貧困妄想，罪責妄想や幻覚が存在するが，次の2つに分ける。

　　①気分に一致する精神病性の特徴を伴うもの
　　②気分に一致しない精神病性の特徴を伴うもの

緊張病性の特徴を伴うもの：昏迷，感情鈍麻，極端な引きこもり，拒絶，著しい精神運動制止

周産期発症：妊娠中または出産4週間以内に気分症状が始まる

季節型：おもに冬にうつ病になる。反復性に限定する。

2) 経過と予後[8]

経過：うつ病の初回のエピソードにある患者の50％は，それ以前に抑うつ症状を経験している。患者の50％で40歳以前に初回のうつ病エピソードがある。抑うつエピソードは治療しないと6-13ヶ月持続し，十分治療されても3ヶ月間は続く。3ヶ月以内に抗うつ薬を中止すると，だいたい症状が再燃する。症状の進行に従い，長期間のエピソードが生じる。20年間の平均エピソードは5-6回である。また，最初うつ病だった患者の5-10％は，2-4回のうつ病エピソードを経て，6-10年後に躁病エピソードを呈する。

予後：うつ病は慢性疾患であり再発する。うつ病の初回エピソードで入院治療を受けた患者のうち再発するのは，退院後6ヶ月以内に約25％，2年以内に約30-50％，5年以内に約50-75％である[8]。

　なお，生命予後については，気分障害の死因の約4分の1がうつ病相における自殺である。うつ病者における自殺企図の出現頻度は10-20％，自殺既遂は10％前後で，罪業念慮をもつうつ病者に多い[4]。

予後の指標：うつ病の予後の良し悪しの因子について表2-2にまとめよう。

38   第Ⅰ部　基礎編：思春期のこころの問題を理解する

表2-2　うつ病の転帰の予測因子[8]

予後良好	予後不良
・エピソードの症状が軽い	・気分変調症の併発
・精神病症状がない	・アルコールや他の物質の乱用
・入院期間が短い	・不安症の症状
心理社会的指標	・抑うつエピソードの既往が複数回
・青年期の充実した人間関係	・女性の方が慢性化しやすい
・安定した家族	
・病前5年間の社会機能の健全さ	
その他の徴候	
・精神疾患の併発やパーソナリテイ障害がない	
・うつ病で入院した回数が1回以内	
・発症年齢が遅い	

(3) 躁うつ病（双極性障害）

1) 躁うつ病（双極性障害）とは[7],[8]

躁うつ病：躁うつ病（MDI＝manisch-depressive Irresein，クレペリン，1913）は，統合失調症と並ぶ代表的な内因性精神病であり，躁とうつの周期的な気分変動を主とし，慢性の経過をたどり，人格荒廃にはいたらないとされている。

この疾患の病名は歴史的な変遷がある。WHO の疾病分類である ICD-9（1977）では，感情精神病 affective psychosis と呼ばれた。米国精神医学会の疾病分類である DSM-Ⅲ（1980）では感情障害 affective disorders とされ，DSM-Ⅲ-R（1987）では気分障害 mood disorders と呼ばれた。これを受けて，ICD-10（1992）では気分（感情）障害 mood（affective）disorders とされた。

DSM-Ⅳ（1994）にいたって，気分障害のうち，躁とうつの両方のエピソードを示すものを双極性障害 bipolar disorder と呼び，うつ病相のみを示す単極性うつ病 unipolar depression とは経過，遺伝，治療反応性などで別型とされた。

双極性障害はさらに，躁病エピソードの重症度により，躁病が現れる双極Ⅰ型障害 bipolar Ⅰ disorder と，軽躁病と大うつ病が現れる双極Ⅱ型障害 bipolar Ⅱ disorder に分けられた。双極Ⅰ型障害は従来の躁うつ病とほぼ同じものである。

DSM-5（2013）では，生物学的な研究により，双極性障害と統合失調症との間に多くの共通点が認められ，「双極性障害および関連障害群」が「統合失調症

スペクトラム障害および他の精神病障害群」と「抑うつ障害群」の間に配置された。

DSM-5では，人が生涯に経験する気分エピソードを，①「抑うつエピソード」，②「躁病エピソード」，③「軽躁病エピソード」，の3種類に分ける。

躁病と軽躁病エピソードの既往歴がない場合を抑うつ性障害と診断し，それらの既往歴がある場合を双極性障害と診断する。

気分障害にはさらに，軽躁病 hypomania，気分循環症 cyclothymia，気分変調症 dysthymia，の3つカテゴリーがあるが，それぞれの気分エピソードの軽症型である。

なお，躁病エピソード manic episode とは，気分が異常かつ持続的に高揚し，開放的で，または易怒的になるのに加えて，異常かつ持続的に目標指向性の活動や活力が亢進するなど，普段とは異なった期間が1週間以上続き，次の7項目のうち，3ないし4つ以上の症状を認め，社会機能が著しく障害されている場合と定義される。

①自尊心の肥大
②睡眠欲求の減少
③多弁
④観念奔逸
⑤注意散漫
⑥目標指向性の活動の増加，もしくは精神運動焦燥
⑦困った結果につながる可能性の高い活動への熱中

また，軽躁病エピソード hypomanic episode は，少なくとも4日間続き，社会機能障害が著しくない場合と定義される。

2）経過と予後[9]

経過：双極Ⅰ型障害の発症はおおむね平均18歳だが，すべての年代で起こる。単一の躁病エピソードを経験した人の90%が再発する。約60%の躁病エピソードは抑うつエピソードの直前に認められる。再発を反復するうちに再発までの間隔が短くなりやすい。1年以内に4回以上の気分エピソード（抑うつ，

40 　第Ⅰ部　基礎編：思春期のこころの問題を理解する

躁病，または軽躁病）をもつ双極Ⅰ型障害は，**急速交代型 RC（rapid cycler）**と呼ばれる。

　双極Ⅱ型障害の発症平均年齢は 20 代半ばであり，双極Ⅰ型障害より少し遅く，うつ病より少し早い。ほとんどが抑うつエピソードから始まるが，軽躁病エピソードが生じるまでは双極Ⅱ型障害と診断されない。当初診断がうつ病であった人の約 12％が双極Ⅱ型障害となる。経過中，抑うつエピソードの方が軽躁病エピソードよりも長く続き，機能障害を生じやすい。RC にはなりやすいが，精神病性の症状は現れにくい。双極Ⅱ型障害の約 5 ～15％は躁病エピソードが生じて双極Ⅰ型障害に変更される。

　予後：双極Ⅰ型障害の約 7 ％で症状は再発せず，45％は複数回のエピソードを呈し，40％は慢性の経過をたどる。躁病エピソードは 2 -30 回，平均 9 回。ある長期の追跡調査では，15％は予後良好で，45％は予後良好だが再発を繰り返し，30％は部分寛解，10％は慢性化する。

　なお，双極性障害の自殺発症危険率は，一般人口の少なくとも 15 倍とみなされている。双極Ⅰ型障害と双極Ⅱ型障害では，生涯の自殺企図率はどちらも約 30％超だが，自殺率は双極Ⅱ型障害の方が高い。

　予後の指標：双極Ⅰ型障害の予後の良し悪しの因子について，必ずしも確立されているわけではないが，表 2 - 3 にまとめよう。

表 2 - 3 　双極Ⅰ型障害の転帰の予測因子[8]

予後良好	予後不良
・リチウムの予防投与 ・躁病エピソードが短期間 ・発症が遅い ・自殺念慮がない ・精神疾患や身体疾患が併発していない	・病前の職歴の不良 ・アルコール依存 ・精神病性の特徴 ・抑うつの特徴 ・エピソード間の抑うつの徴候 ・男性

（4）社会不安症（SAD）

　社会不安症：SAD（social anxiety disorder）とは，他人に注視されるかもしれない社会的状況に関する強い恐怖や不安を常に感じ，恥，拒絶，迷惑など，否定的評価を受けるかもしれないと恐れることをいう。

わが国では社会文化的によく受け入れられている状態といえるが，世界中どこでも，苦悩があまりに強いと，社会的状況を回避して，日常生活に多くの困難をきたしやすい。

ただ，病名には微妙な変遷がある。DSM-Ⅲ（1980），DSM-Ⅲ-R（1987）では social phobia，DSM-Ⅳ（1994），DSM-Ⅳ-TR（2000）では social phobia（social anxiety disorder），そして DSM-5（2013）からは social anxiety disorder（social phobia）という診断名となった。つまり，この場合，恐怖症 phobia といっても，状況そのものに対する恐怖ではなく，その状況において起こりうる気恥ずかしさを問題にしており，むしろ不安症 anxiety に近いとみなされるのである。なお，DSM-5 から，人前で話したり動作をしたりすることに恐怖が限定している場合，パフォーマンス限局型 performance only という特定用語があてられた。

社会不安障害の障害有病率は 3-13% と高く，女性に多く，5 歳前後や 35 歳前後の発症もあるが，発症年齢のピークは 10 代である[8]。早期に発症し，約 60% は長期にわたって症状が持続し，再発が多い疾患である。

治療は，薬物療法（SSRI，ベンゾジアゼピンなど）や認知行動療法 CBT が有効とされている。

1 年後の治療効果予測因子として，発症年齢が高いこと，治療開始時の年齢が高いこと，軽症であることの 3 つの要因が挙げられている[10]。

(5) 強迫症（OCD）

強迫症：OCD（obsessive-compulsive disorder）は，強迫観念と強迫行為を主とする疾患である。

強迫観念とは，反復的で持続的な思考，衝動，またはイメージであり，侵入的で望ましくないものとして体験され，たいていの人に強い不安や苦痛を引き起こす。それを打ち消すために繰り返される行動または心の中の行為が強迫行為（あるいは儀式行為）である。

強迫症の内容は多様であるが，次の 4 種の主要な症状の型が認められる[8]。

汚染 contamination：汚染に対する強迫観念と洗浄に関する強迫行為。手洗いあるいは汚染されたと考えられる対象を強迫的に回避する。対象は身体から

42   第Ⅰ部　基礎編：思春期のこころの問題を理解する

の排泄物（尿，便，唾液），汚れ，毒素，虫など。

　病的疑惑 pathological doubt：疑念という強迫観念，確認するという強迫行為。たとえば，火を消し忘れた，鍵を閉め忘れたと心配になり帰宅して確認する，何かをしてしまったという罪悪感にとらわれる，質問癖・告白癖など。

　侵入的思考 intrusive thought：強迫行為を伴わない侵入的思考。たとえば，性的，攻撃的行為についての反復思考，自分自身や他者を傷つける加害への恐れ，自殺念慮など。

　対称性 symmetry：対称性，秩序や正確さに対する欲求。強迫行為の遂行に時間がかかる。たとえば，順序，配列，数かぞえ，声を出さずに言葉を繰り返すなど。

　その他：宗教的な強迫観念，強迫的な買いだめなど。他の関連症群には，醜形恐怖症／身体醜形障害 body dysmorphic disorder，ためこみ症 hoarding disorder，抜毛症 trichotillomania（hair-pulling disorder），皮膚むしり症 excoriation（skin-picking disorder），爪かみ，自慰行為などがある。

　強迫症の障害有病率は 2 ％前後で，男性は 10 代前半，女性は結婚，妊娠，出産などを契機として 20 代に発症することが多い。症状は変動しながらも自然寛解にいたることは少なく，治療が行わなければ慢性の経過をたどりやすい。半数近くで経過中にうつ病を合併する[11]。

　治療は，病期，症状や病型に合わせて薬物療法（SSRI，クロミプラミン，抗精神病薬など）や認知行動療法（CBT）が活用される。

表 2-4　強迫症の転帰の予測因子[8], [10]

予後良好	予後不良
・社会職業的適応がよい ・誘因が存在する ・症状が挿話的である ・自殺念慮がない ・危害に対する過剰責任症状の存在 「私のせいで傷つけてしまった」 ・発症年齢が高い ・治療開始時の重症度が低い	・強迫行為に抵抗する姿勢がない，むしろ没頭している ・小児期の発症 ・奇妙な強迫行為・入院の必要がある・うつ病の合併 ・妄想的信念 ・強迫症を受け入れる原因となる過剰評価された観念の存在 ・統合失調型パーソナリテイ障害の存在

強迫症の予後の良し悪しの因子について，表2-4にまとめよう。

（6）摂食障害

DSM-5の「食行動障害および摂食障害群」カテゴリーには，異食症 pica，反芻症（障害）rumination disorder，回避・制限性食物摂取症（障害）avoidant/restrictive food intake disorder，**神経性やせ症／神経性無食欲症（AN）**anorexia nervosa，**神経性過食症／神経性大食症（BN）**bulimia nervosa，過食性障害 binge-eating disorder，などが含まれているが[9]，臨床的に重要なのは，いわゆる拒食症（AN）と過食症（BN）であろう。

1）神経性やせ症（拒食症）

神経性やせ症は，次の3つの基本的徴候を持つ症候群である[8]。

　①行動：自らの意志で深刻な飢餓状態にいたる

　②精神病理：やせていることに対する執拗な動因あるいは体重増加への病的な恐怖

　③身体的徴候：飢餓によって引き起こされる身体的な特徴と症状

　また，極端な節食の背景には，多くの場合，自分の体型に関する歪んだ認知がある（身体イメージの歪み）。

　神経性やせ症の多くは，思春期から20代までに発症する。短期に回復するものもあるが，長期化して，最終的に，10-15％は月経回復レベルまで体重が改善しない[12]。死亡率は精神疾患の中で最も高い部類に入り，多くは身体合併症や自殺によって，10年間で約5％が死亡するという[9]。

　神経性やせ症の予後の良し悪しの因子について，表2-5にまとめよう。

表2-5　神経性やせ症の転帰の予測因子[8], [14]

予後良好	予後不良
・空腹の承認 ・否認と未熟さの改善 ・自尊心の向上 ・罹病期間が短いこと ・発症が早いこと ・ヒステリー性格	・幼少時の神経症的傾向 ・親との対立 ・神経性過食症，嘔吐，下剤乱用やさまざまな行動上の問題（強迫的，ヒステリー的，抑うつ的，心身症的，神経症的症状の否定） ・著しい体重減少

2）神経性過食症（過食症）

神経性過食症には，次のような特徴がある[8]。

①むちゃ食いが，週に一度以上，少なくとも 3 ヶ月以上起こる

②過食後に体重増加を防ぐための不適切な代償行動（自己誘発性嘔吐，下剤，利尿剤など），過度のダイエットや過剰な運動を行う

③体重は正常または過体重の範囲にある

④体重増加に対して病的な恐怖心をもち，やせた状態でいることになみなみならぬ意欲をもつ。体重と体型によって不適切な自己評価がなされる。

神経性過食症の予後は，5-10 年後に 50％が回復，30％が再発，20％が治療中。死亡率は約 0.3％という報告がある[15]。

（7）境界性パーソナリティ障害（BPD）

異常な人格を端的に定義したのは，ドイツの K. シュナイダーである[16]。

自己の異常のために自ら苦しむか，あるいはその異常のため社会が煩わされるごとき人格

シュナイダーはこれを精神病質（Psychopathie）と呼び，次の 10 型に分類した。

①発揚者 Hyperthymische

②抑うつ者 Depressive

③自身欠乏者 Selbstunsichere

④熱狂者 Fanatische

⑤顕示者 Geltungsbedürftige

⑥気分変動者 Stimmungslabile

⑦爆発者 Explosible

⑧情性欠如者 Gemütlose

⑨意志欠如者 Willenlose

⑩無力者 Asthenische

第 2 章　予後とは何か　45

表 2-6　境界性パーソナリティ障害の転帰の予測因子（林[18]，倉本改変）

予後良好	自殺・自殺未遂の予後
人口統計学的要因・家族歴	
・年齢の若さ，物質関連障害の家族歴がない	・男性であること
精神症状・合併精神障害	
・物質関連障害がない	・物質関連障害の合併
・C 群 PD の合併がない	・反社会性 PD の合併
・衝動性が高くない	・陰性感情，衝動性の高さ
・うつ病の合併がない	・自己評価が低い
治療歴・経過の特徴	
・入院期間が短い	・幼少期の別離・喪失体験
・経過中に改善傾向が明らか	・過去の自殺企図の回数
生活歴	
・母子関係の問題	・高等教育を受けたこと
・親が残忍でない	
・病前適応レベルが高い	
・小児期の性的虐待がない	
・就労経験がある	
・小児期にポジテイブな経験がある	
能力・性格	
・感情的安定性，知的能力の高さ	
・調査開始時点における機能の高さ	
対人関係の豊かさ	
・神経症傾向の程度が低い，協調性が高い	

　今日では，異常な人格は，パーソナリティ障害として DSM の分類が広く使われている。DSM-5 では，パーソナリティ障害を認知，感情性，対人関係機能，衝動の制御の領域における障害としてとらえ，大きく A，B，C 群に分け，さらに次の 10 個に類型化する[9]。

　A 群：Cluster A Personality Disorders（奇妙さ，よそよそしさ）
　　①猜疑性／妄想性パーソナリティ障害 Paranoid PD
　　②シゾイド／スキゾイドパーソナリティ障害 Schizoid PD
　　③統合失調症型パーソナリティ障害 Schizotypal PD
　B 群：Cluster B Personality Disorders（大げさ，衝動的，不安定）
　　④反社会性パーソナリティ障害 Antisocial PD
　　⑤境界性パーソナリティ障害 Borderline PD
　　⑥演技性パーソナリティ障害 Histrionic PD
　　⑦自己愛性パーソナリティ障害 Narcissistic PD

46　第Ⅰ部　基礎編：思春期のこころの問題を理解する

C 群：Cluster C Personality Disorders（不安，恐怖）
　　⑧回避性パーソナリティ障害 Avoidant PD
　　⑨依存性パーソナリティ障害 Dependent PD
　　⑩強迫性パーソナリティ障害 Obsessive-Compulsive PD

　本稿では，対人関係，自己像，感情などの不安定さ，および著しい衝動性を持つため，臨床的に問題になる境界性パーソナリティ障害を取り上げる。
　米国においては，境界性パーソナリティ障害の人口有病率は約２％であり，約４分の３が女性である。成人期早期までに発症し，経過はかなり多様だが，治療を受ければ，うつ病と同程度に，８割以上が中等度以上の改善を示すという。自殺率は３-10％と幅があるが[17]，やはり高い。
　境界性パーソナリティ障害の予後良好と自殺・自殺未遂を予測する因子について，林がまとめた指標をもとにして，表２-６に示そう。

(8) 自閉スペクトラム症 (ASD)

　DSM-Ⅳの広汎性発達障害 pervasive developmental disorders（PDD）カテゴリーは，DSM-5 において自閉スペクトラム症 autism spectrum disorder（ASD）と改名され，何かと話題が多かったアスペルガー障害は廃止された。
　DSM-Ⅳの PDD：PDD は，①対人，②コミュニケーション，③限局的・反復的・常同的パターン，の３領域の障害で行動学的に定義された。
　DSM-5 の ASD：ASD では，①社会的コミュニケーション，②行動，興味，活動の限局，の２領域によって定義されることになった。ただし，②には言語症状の一部や感覚刺激に対する過敏さ／鈍感さも含める。
　また，３段階の重症度評価が導入された:

　　レベル１：「支援を要する」
　　レベル２：「十分な支援を要する」
　　レベル３：「非常に十分な支援を要する」[19]。

　ASD の症状は生後２年以内に気づかれる。発達の遅れが重度であれば生後

１年以内にわかる。最初は言語発達の遅れで始まることが多いが，しばしば社会的関心の欠如または普通でない対人的相互作用（たとえば，人の顔をまったく見ようとせずに手をとる），奇妙な遊びの様式（たとえば，おもちゃを持ち歩くが決してそれで遊ばない），および独特なコミュニケーション様式（たとえば，アルファベットを理解しているのに自らの名前の呼びかけに反応しない）を伴う。

　ASD は生涯を通じて学習と代償をし続ける。そのうち，優れた言語および知的能力を持ち，特殊な技能や関心に合うような適所を見つけることができる人が，成人期に自立した生活や労働をしている[19]。

　神尾は，ASD の長期予後について，次のようにまとめている[20]。

① ASD の長期予後は不良から良好までさまざまである。大半は不良と報告されているが，少数ではほぼ症状の消失に至っている。

② ASD の長期予後を最もよく予測する要因は，児童期の IQ や言語水準である。高機能 ASD に限れば，児童期の IQ や言語水準は長期予後を予測せず，児童期の対人関係障害の程度が長期予後と最も関連した。

③高機能 ASD 成人の QOL は生活機能とは無関係で，低かった。QOL は症状や生活機能とは異なる主観的側面を反映している可能性がある。早期診断や家族からのサポートは高い QOL と関連した。

④予後を総合的に判断する際には，従来の症状や就労，結婚，独居などの指標の他に，主観的な側面を評価する QOL も含めて検討する必要がある。

⑤長期予後の向上には個人要因だけでなく，ASD の子どもと家族に対する早期支援が影響する可能性が示唆されている。

(9) 注意欠如・多動症（ADHD）

　注意欠如・多動症／注意欠如・多動性障害 attention deficit/hyperactivity disorder（ADHD）は，持続的な不注意，多動性および衝動性の３つを基本的特徴とする神経発達障害である。それらの具体例としては，次のような症状や行動があげられる[9]。

　不注意：課題から気がそれること，忍耐の欠如，集中し続けることの困難，およびまとまりのないことなど。

　多動性：不適切な場面での過剰な運動活動性（例：走り回る子ども），過剰にそわそわすること，過剰にトントン叩くこと，またはしゃべりすぎることなど。

成人では，過剰に落ち着きのないこと，その活動で他人を疲れさせることなどで明らかになる。

衝動性：事前の見通しのない即座で性急な行動（例：注意せず道に飛び出す），すぐに報酬を欲しがる，満足を先延ばしにできない，あるいは社会的侵害（例：過剰に他人の邪魔をする），長期的結果を考慮せず重要な決定を下すこと（例：十分な情報なしに職を決める）などで明らかになる。

DSM-5においては，12歳までに，不注意または多動性‐衝動性のうちいくつかが家庭や学校などの2つ以上の状況において存在し，社会的，学業的機能を損なわせている場合に診断される。

また，下位分類として，①混合，②不注意優勢，③多動・衝動優勢の3つが特定された。

ADHDは，ほとんどの文化圏で，子どもの約5％，成人の約2.5％にみられるという報告がある。遺伝的要因が大きく，遺伝率は約75％と，統合失調症や双極性障害に匹敵する高さである[21]。

就学前は多動が主徴である。男児に2倍多い。不注意は小学校で明らかになる。青年期では，多動はあまりみられず，そわそわする感じ，じっとしていられない，落ち着かない，我慢できないなどに限定されていく。成人期には多動性が軽減するが，約50％は不注意や落ち着きのなさ，および衝動性など何らかの症状が残存し，約35％はADHDの診断基準を満たすという[21]。

DSM-5から，以前は認められていなかったADHDとASDの併存を認めるようになった。ADHDは多彩な併存障害を持つことが特徴的である。

症状が重なることがあるてんかん，聴覚障害，視覚障害，甲状腺機能障害，低血糖，脳腫瘍などの身体疾患を鑑別する必要がある。

また，学業上の困難や自尊感情の低さから，抑うつ状態や双極性障害などの気分障害を併発したり，二次的に素行障害（素行症），反抗挑発症や物資使用障害などの反社会的行動を生じることがある。

3．自殺：最大の生命予後

　誤解を恐れずに言うと，「患者さんの自殺さえなければ精神科の仕事はなんと楽なんだろう」と筆者は拙著で一度嘆息したことがある[1]。どんなに治療がうまくいっていると感じていても，患者さんにいつ自殺されるかわからないという懸念は，精神科医に絶えず緊張感を強いている。

　臨床現場で働いている精神科医の宿命ともいうべき，患者さんの突然の自殺に直面した場合，治療者はどう反応するだろうか。筆者がある講演会で述べた内容を紹介しよう[2]。

　　　私の場合，まず驚愕が起きた。ついで「ウソだろー！」「あんなに（自殺しないと）ちゃんと約束したのに！」。「そんなはずはない！」「生きているにちがいない」「そんなに簡単に死んでしまうものか」などと，患者さんが亡くなったことを一瞬「信じられず」，自殺したことを否認，否定，そして抑制して，事実を歪曲して都合のいいようにとらえてしまった。あら探しをして，細かい点に原因を見いだそうともした。「あれがいけなかったんじゃないか」「あの時こうすれば自殺を防げたかもしれない」などと，自分に怒りを感じながら，自殺した要因を解明しようとした。しかし，冷静になって，「あの患者さんとはもう永遠に会えないんだ」と思うにつけ，無力感，抑うつ感と罪悪感がわき起こり，同僚や家族からの「批判」を想像しては，自分の治療者としての自信を喪失していった。が，幸いにも，まわりは自分をそっとしておいてくれた。少しずつ，このつらい経験から何かを学び取りたい，今後の治療者としての活動に何らかの意義を見いだしたい，という気持ちが芽生えてきた。

　もちろん，自殺したご本人の気持ちを推しはかったり，残されたご家族や友人，関係者などの心境はいかばかりだろうかと，煩悶する日々はその後もずっと続いていく。

　自殺という現象は，生物学的色彩の強い精神疾患とは異なり，その発生を単

50 　第Ⅰ部　基礎編：思春期のこころの問題を理解する

一の原因に帰すことはできない。時には，家族，友人，学校，職場，地域社会やメディアを巻き込んで，大きな事態に発展することがある。自殺に対処するためには，医学モデルだけではなく，コミュニティモデルへの理解が必要である，とつくづく思う。

　しかも，生命予後という観点からみた場合，ほとんどの精神疾患がそれ自体として致死性を有していないので，最終的に，自殺をもって生命予後となることが多いのである。つまり，こころの病にとって，自殺は最大の生命予後予測因子といえる。

(1) 自殺の危険因子

　高橋[3]は，自殺はさまざまな要因が複雑に関連し合って生じ，次の表2-7に挙げるような危険因子を数多く満たす症例は自殺する可能性が潜在的に高いとした。

表2-7　自殺の危険因子

・自殺未遂歴	自殺未遂はもっとも重要な危険因子
	自殺企図の状況，方法，意図，周囲からの反応などを検討
・精神障害	気分障害（主にうつ病），薬物乱用（主にアルコール依存症），
	統合失調症，パーソナリティ障害
・サポートの不足	未婚，離婚，配偶者との死別，職場での孤立
・性別	自殺既遂者：男＞女　　　自殺未遂者：女＞男
・年齢	年齢が高くなるとともに自殺率も上昇
・喪失体験	経済的損失，地位の失墜，病気やケガ，業績不振，予想外の失敗
・他者の死の影響	精神的に重要なつながりのあった人が突然不幸な形で死亡
・事故傾性	事故を防ぐのに必要な措置を不注意にもとらない
	慢性疾患への予防や医学的な助言を無視

　自殺の危険因子は，自殺未遂後にも消退することなく，さらなる自殺を引き起こす，より一層危険な因子，すなわち予後不良因子となって働き続ける。つまり，自殺という現象においては，危険因子と予後不良因子はほぼ等しいと考えられる。

(2) 自殺未遂の長期予後

　表2-7にも取り上げられているように，自殺の最大の危険因子は自殺未遂

である。自殺未遂者の数は，自殺既遂者の約 20 倍はあるとされている。した
がって，自殺予防対策のために，自殺未遂の予後を検討することが重要である。
　衛藤ら[4]は，自殺未遂の予後についての先行研究をレビューし，次のような
結論を得た。

　「自殺未遂→自殺既遂」の先行研究；
　　・自殺行動により病院で治療を受けた患者の 1 年以内の自殺既遂率は，自傷
　　　self-harm を含む自殺行動で 1 - 3 ％，慢性身体疾患で 10％に至った。
　　・1 - 5 年の中期の追跡研究では，0 - 9 ％の自殺既遂が発生した。
　　・高齢者の場合，5 - 9 ％に自殺既遂が認められた。
　　・自殺未遂後の 1 年間が自殺既遂の危険の高い時期である。
　「自殺未遂→再び自殺未遂」の先行研究；
　　・1 年後の自殺未遂は 20-30％だった。
　　・1 - 5 年後の自殺未遂は 6 -20％と幅があった。

　自殺未遂後 1 - 5 年後の短期 - 中期の自殺既遂率に比べて，5 年以上の長期
予後に関する研究は非常に少ない。北欧や英国の報告では，自殺未遂後 5 年以
上の追跡調査で 2 -13％の自殺既遂を認めた。自殺既遂の割合は，男性が女性
より高く，高齢者が若年者より高かった。

(3) 自殺と精神障害

　自殺と精神障害との関係は深い。それを思い知らされた事例を紹介しよう。
ただし，人物が特定できないように，中身を少し変えてある。

〈事例 2 - 1 〉 自殺と精神障害の関係を思い知らされた事例

　　50 代後半，男性。診療録をたどってみると初診から 30 年以上経つ。
　　不登校，家庭内暴力，不潔恐怖などのため，高校生の時に母親に付き添
　われて来院した。敵意丸出しで，鋭い形相で治療者をにらみつけたり，心
　ここにあらずと，そわそわし，すぐにでも席を立って出て行ってしまいそ
　うだったが，不思議にも椅子に腰掛けた脚や上半身はほとんど動かなった。
　治療者が今の気持ちや自殺念慮について質問すると，驚くほど率直にここ
　ろの内を語った。それも自分自身が変わったのではなく，まわりの雰囲気

がいつの間にか不気味に感じられるようになり，強烈な不安に圧倒され，おそれ，おののいていたのである。とてつもなく深刻な内容を語りながら，どこか他人事のような，淡々とした語り口が印象的だった。このちぐはぐさに精神分裂病（現在の統合失調症）という診断が下された。

　筆者は途中から主治医になったが，少量の抗精神病薬を中心とした薬物療法と精神療法，および父母への家族カウンセリング（心理教育）をずっと続けていた。実は大変な頭脳の持ち主で，ほとんど勉強らしい勉強はせずに，私立の医学部に合格した。医学生時代はたいしたトラブルはなく，留年や国家試験不合格のため数年は遅れたものの，国家試験に合格し，晴れて医師となった。が，臨床研修開始後まもなく，外科手術に入り，メスを持ったとたんに，手が震え出し，その場を逃げるように帰宅して以来，現場にはまったく顔を出さなくなってしまった。職場は辞め，それから一切働こうとせず，親に与えられたマンションで気ままに暮らしながら，年に数回の海外旅行を楽しんでいた。それもいつも同じビーチの同じホテルであった。医学部時代の友人との交流はあり，現代医学の知識も並大抵ではなく，どこの病院のだれ先生が良いの悪いのと，情報だけは豊富に持っていた。それと時事問題が筆者との面接の主たる会話内容であり，その雑談が30年近く続いたのである。その間，資産家の父親が病死し，いやがっていた家業を継いだ。いきなり会社社長になって生活は激変したが，税理士や母親に助けられて何とかこなしていた。通院と服薬はきちんとしており，筆者も安心して「雑談療法」を行っていた。

　ところが，いつもの予約日に来院しなかった。どうしたんだろう，いつも几帳面に連絡くれるのにおかしいなと，一瞬不安がよぎったのを覚えている。またあの笑顔と大きな声で，好き勝手なことをしゃべりに来てくれるだろうと思い直していた矢先，警察から連絡があった。自宅マンションで，腐乱死体で見つかったという。警察の話では，直前に高齢の母親を病気で亡くしたらしい。天涯孤独となり，おそらく失意のうちに，食事もとらず，衰弱し，だれにも看取られることなく，父母のもとに旅立って行ったのだろう。

　30年もつきあってくれてありがとう。合掌。

これまでの研究によると，自殺者の約 90％に精神障害が認められるという。

　飛鳥井[5)]は，重症救急患者を主に収容する三次救急施設に収容された「自殺失敗者」（自殺未遂者のうち既遂者に近い群）を対象とした調査を実施し，同時期・同地域の自殺者中における精神障害の割合を推計した結果，うつ病圏 46％，統合失調症圏 26％，アルコール・薬物依存圏 18％となった。これらを合わせると 90％になり，自殺既遂者に占める精神障害の割合が高いことが推定された。
　張[6)]は，ある総合病院の救命救急センターにある期間搬送された全自殺死亡者を対象として，取材可能な遺族への心理学的剖検調査と監察医務院の記録調査を実施した。その結果，うつ病圏 54％，統合失調症圏 26％，アルコール・薬物依存圏 9％と判明し，少なくとも 89％に精神医学的診断がついた。
　また WHO（世界保健機構）が実施した自殺者の心理学的剖検調査（2004）によると，自殺前に精神障害の診断に該当していた人は，気分障害（主にうつ病）30.5％，物質乱用（主にアルコール依存症）17.1％，統合失調症 13.8％，パーソナリティ障害 12.3％，その他の診断 22.3％で，計 96％あった[7)]。

(4) 避けられない自殺[8)]

　臨床に携わる治療者としてはふがいなく，恥ずかしく，残念であるが，避けられない自殺 inevitable suicide があるのは事実である。だからといって，治療者がただちに虚無主義に陥ることはなく，むしろ治療的熱意が高められる方に拍車がかけられることが多いのもまた事実である。避けられない自殺とみなすためには次の条件を満たしていなければならない。

　　・精神疾患の重い遺伝的負荷
　　・1 人以上の家族の自殺の強い遺伝歴
　　・自殺の危険因子が数多く存在する（たとえば，小児期の身体的・情緒的・性
　　　的虐待，離婚，失業，男性であること，精神科病院から退院したばかり，以
　　　前の自殺企図，アルコール中毒・物質乱用，パニック発作の既往，内科的疾
　　　患の存在，など）
　　・計画性を伴う持続的な自殺の考え

54 第Ⅰ部 基礎編：思春期のこころの問題を理解する

　このような自殺の危険が高い患者の自殺は不可避であったと判断できるのは，最高水準の治療を受けていて，その治療でさえも失敗に終わった場合だけである。その代表例として，米国のノーベル賞作家アーネスト・ヘミングウェイ Ernest Hemingway（1899-1961）が挙げられる[8]。

〈事例 2-2〉避けられない自殺の一例

　アーネスト・ヘミングウェイの事例は避けられない自殺の１例かもしれない。アーネストを含んでヘミングウェイの家族では５人が自殺した。彼の父，兄，妹，そして孫娘は皆，自殺した。さらに息子の１人はうつ病で，一生の間に一連の ECT（電気けいれん療法）を受けた。

　人生の終わりに向かって，ヘミングウェイは自殺企図を伴ううつ病のために何回か入院した。最後の入院は 1961 年のメイヨークリニック Mayo Clinic であり，何度目かの自殺企図のあとも続く重度のうつ状態であった。彼は妄想的（人びとが執念深く彼を尾けていると考えていた）で，創造的に書くことを妨げる認知の問題を持っており，心血管疾患のために身体を病んでいるのに飲酒していた。7 週間入院し，その間に抗うつ薬，ECT，および精神療法による治療を受けた。1961 年 6 月 26 日，退院した。ヘミングウェイは病院を去る時，最後の会話の中で，「あなたも私も，いつの日か私が自分にしようとしていることを知っている」と言ったとされている。退院から 6 日後の 1961 年 7 月 2 日，朝の 7 時半，ヘミングウェイはショットガンを自分の頭に向けて引き金を引いた。

　ヘミングウェイは避けられない自殺への生物心理社会的な決定要因のすべてを持っていた。自殺の重い遺伝的負荷，被害妄想を特徴とする重度の精神疾患，物質乱用，そして強い自殺念慮と以前の自殺企図など他の危険因子があった。さらに，ヘミングウェイは小児期の重度の心的外傷体験の犠牲者であり，そのことが自殺に対するもろさを促進した。

第 **II** 部　研究編
思春期のこころの問題の予後

第 **3** 章

思春期のこころの問題の予後①：自験例調査

筆者が直接治療に携わった事例の診療記録を用いた後方視的調査

1．予後研究の意義と目的

(1) 研究の意義

わが国の思春期青年期の精神科および心理臨床において，不登校・ひきこも
り，家庭内暴力，いじめ，自傷・自殺，摂食障害，薬物依存や非行などは，一
般的な精神障害の診断と治療とはまた別の意味で，依然として対処困難な問題
行動である。

ところが，わが国ではそれらの精神障害や問題行動の予後（治療転帰）に関
するまとまった報告をほとんど目にすることはない。

わが国の思春期青年期のおもな問題行動に関する研究論文件数を国立情報学
研究所の CiNii で検索すると，次の表 3-1 のごとくである。

総論文件数の多さに比べて，予後を取り扱った論文の件数が少ないことがわ
かる。そのうち，筆者の自著論文は，不登校 2 件，ひきこもり 1 件であった。

表 3-1　問題行動とその予後を扱った論文件数（2000 年-2012 年，CiNii 検索）

問題行動	不登校	ひきこもり	家庭内暴力	非行	自殺	摂食障害
総論文件数	3,058	926	178	3,269	5,120	1,879
予後論文	16	3	0	4	3	33
自著論文	2	1	0	0	0	0

筆者は，精神科医かつ臨床心理士として，この 30 年近く思春期・青年期の精
神障害に関して，わが国でも数少ない成果を上げてきた（倉本 2003a）。

初診時の所見から治療の見通しをつけ，有効な対応法を見いだすことは，臨

58　第Ⅱ部　研究編：思春期のこころの問題の予後

床的に極めて重要である。本研究において，思春期青年期の精神障害や問題行動の予後（治療転帰）にまで研究対象を拡大し，実証的で偏らない結論を導き出すことは意義深いと考える。

(2) 研究の目的と方法

研究の第一部として，自らが主治医として治療対応に携わった事例の記録を後方視的に調べて，その予後（治療転帰）と初診時に得られた所見・情報との関連性を分析し，問題行動の改善に寄与する因子を探索した。

それをまとめたのが，本章の自験例調査「筆者が直接治療に携わった事例の診療記録を用いた後方視的調査」である。これは，いわばミクロの調査である。

本来ならば，この種の研究は異なる治療相談機関に属する多数の研究者間で時間をかけて実施してこそ意味のある結果が得られるのだろうが，それぞれで初診時における所見の取り方やその後の治療方法の違いが大きいため，どうしても比較可能性が低くなりがちである。したがって，筆者が直接治療に携わった自験例の診療録を丹念に調べる後方視的調査を採用したのである。

しかし，この方法のみでは個人的偏り（バイアス）が強くなりすぎて，データの一般性と公平性を確保できない欠点がある。

研究の第二部として，全国の治療者と研究者を対象にして，精神障害や問題行動の予後（治療転帰）に関する簡単なアンケート調査を実施し，上記で得られた自験例の分析結果と比較検討した。そうすることで，個人のバイアスを乗り越えた妥当性のある結論が導かれるのではと考えたのである。

それをまとめたのが，第4章の全国調査「全国の治療者・研究者に対する簡易なアンケート調査」である。これは，いわばマクロの調査である。

ちょうど山腹の両側から隧道を掘り進めるごとくに，ミクロの自験例調査とマクロの全国調査という両極からの探索を進め，それらの結果を照らし合わせることで，思春期青年期の精神障害や問題行動の予後（治療転帰）の実相に接近しようとしたのである。

図3-1に，研究計画の流れを示す。なお，データの分析は，IBM SPSS Statistics Version 21 を使用した。

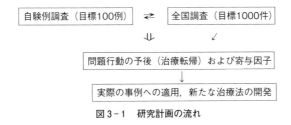

図3-1　研究計画の流れ

2．自験例調査：対象と方法

(1) 対象者
東京都内の精神科診療所である医療法人社団北の丸会・北の丸クリニック[*1]において，筆者が主治医として治療に携わった初診時20歳未満の事例のうち，検討に値する診療記録が十分にそろっており，6ヶ月以上通院した60例を選び，自験例調査の対象者とした。

1) 対象者の属性
対象者の性別は，男28名（46.7％），女32名（53.3％），計60名（100％）であった。

初診時の平均年齢は15.9歳（範囲は11-19歳），終診時の平均年齢は18.0歳（13-26歳），平均来院期間は29.3ヶ月（6-107ヶ月），平均来院回数は14.1回／年（1.2-43.0回／年）であった。

なお，初診日は，2000年12月から2012年3月の範囲であった。

家族構成は，59例（1例が不明）中3例が母子のみの単身家庭で，対象者も含めた同胞数と同胞順位は表3-2のごとくであった。

なお，対象者の属性に関する詳しい個々のデータは，表3-3に示す。

[*1] わが国のパイオニアたるべく思春期青年期専門の精神科診療所として東京都千代田区内に1985年に設立された。2014年10月に閉鎖し，新宿区内の医療法人社団北の丸会・歌舞伎町メンタルクリニックに移転した。

60 　第Ⅱ部　研究編：思春期のこころの問題の予後

表 3-2　対象者の同胞数と同胞順位

同胞数 ＼ 同胞順位	1番目	2番目	3番目	4番目	計
1人	12				12
2人	15	17			32
3人	5	3	6		14
4人	0	0	0	1	1
計	32	20	6	1	59

2) 精神医学的診断

　対象者の精神医学的診断は3つまで重複可としたが，多い順に記すと，心因反応（適応障害）23名（38.3%），統合失調症21名（35.0%），神経症19名（31.7%），気分障害11名（18.3%），発達障害9名（15.0%），パーソナリティ障害4名（6.7%）などであった。

　これをICD-10（WHO 1992，日本語訳 1993）[*2]に当てはめた結果を，表3-3

---

*2　ICD-10とは，WHOが1992年に刊行した国際疾患分類第10回改訂版（International Classification of Diseases, World Health Organization, 10th Revision）のことである。同書では，精神および行動の障害（Mental and Behavioral Disorders）を以下のF0からF9という大きな診断カテゴリーに分ける。
　　F0 症状性を含む器質性精神障害
　　F1 精神作用物質使用による精神および行動の障害
　　F2 統合失調症，統合失調症型障害および妄想性障害
　　F3 気分（感情）障害
　　F4 神経症性障害，ストレス関連障害および身体表現性障害
　　F5 生理的障害および身体的要因に関連した行動症候群
　　F6 成人のパーソナリティおよび行動の障害
　　F7 精神遅滞（知的障害）
　　F8 心理的発達の障害
　　F9 小児期および青年期に通常発症する行動および情緒の障害
　そして，それぞれに属する精神障害を細分類する。たとえば，F4は「神経症性障害，ストレス関連障害および身体表現性障害」という診断カテゴリーだが，それに数字を一桁加えて，次のようにコード化する。
　　F40 恐怖症性不安障害
　　F41 他の不安障害
　　F42 強迫性障害（強迫神経症）
　　F43 重度ストレス反応および適応障害
　　F44 解離性（転換性）障害
　　F45 身体表現性障害

第3章　思春期のこころの問題の予後①：自験例調査　61

に示す。

表3-3　対象者の属性

事例番号	性	初診年齢(歳)	終診年齢(歳)	来院期間(月)	来院回数(/年)	診断1	診断2	診断3	ICD診断1	ICD診断2	ICD診断3	問題行動1	問題行動2	問題行動3	父	母	同胞数	同胞順位
1	男	19	22	52	12.0	12			F84			1	3		有	有	3	3
2	男	14	15	9	22.2	12			F84			1	16		有	有	2	1
3	男	15	16	10	14.9	12			F84			1	3	15	有	有	1	1
4	男	14	15	7	32.6	9			F43						有	有	2	1
5	男	15	15	20	18.2	9	13		F90	F91		8	15		有	有	3	1
6	男	15	16	31	18.2	8			F42			5			有	有	2	2
7	男	17	19	46	6.5	1			F41	F43		1	2	5	有	有	2	1
8	男	11	15	47	3.0	9			F43			1	3		有	有	1	1
9	男	19	23	74	13.1	8	9		F40	F43		1			有	有	2	2
10	男	18	23	62	5.0	2	10		F34	F60		1	3	8	有	有	2	1
11	男	19	23	42	20.6	2	8	9	F42	F43	F31	1			有	有	2	1
12	男	11	13	25	3.8	9	14		F93			1			有	有	3	3
13	男	17	17	22	13.1	14			F93			1	15		有	有	1	1
14	女	16	17	14	12.0	9			F43			1	5		有	有	2	2

　　F48 他の神経症性障害
　その他，表3-3中のコードに対応するICD診断名を次にあげる。
　F20 統合失調症，F21 統合失調型障害，F22 持続性妄想性障害，F25 統合失調感情障害，F31 双極性感情障害，F34 持続性気分（感情）障害，F50 摂食障害，F60 特定のパーソナリティ障害，F70 軽度精神遅滞（知的障害），F84 広汎性発達障害，F90 多動性障害，F91 行為障害，F93 小児期に特異的に発症する情緒障害，F98 通常小児期および青年期に発症する他の行動および情緒の障害
　*3　表3-3中の診断は，筆者が日常臨床で使用している従来診断を番号化して入力した。
　1＝統合失調症，2＝（躁）うつ病，3＝非定型精神病，4＝脳器質性精神病，5＝症状精神病，6＝てんかん，7＝アルコール・ドラッグによる精神障害，8＝神経症およびストレス関連障害（8-1 不安神経症，8-2 恐怖症，8-3 強迫神経症，8-4 ヒステリー，8-5 心気神経症，8-6 抑うつ神経症，8-7 離人神経症，8-8 神経衰弱，8-9 摂食障害，8-10 睡眠障害，8-11 性関連障害，8-12 心的外傷性障害），9＝心因反応，10＝人格障害，11＝知的発達障害，12＝広汎性発達障害，13＝注意欠陥多動性障害，14＝他の子どもの精神障害，15＝その他

15	女	13	15	30	2.8	9	11		F70	F43		1	2	16	有	有	1	1
16	女	17	17	7	11.6	8			F40			1	2	16	有	有	2	1
17	女	14	14	6	16.0	14			F93			1		16	有	有	1	1
18	女	16	19	36	4.3	12			F84			1	2	5	有	有	2	2
19	女	17	20	41	1.2	8			F41			1		16	有	有	1	1
20	女	16	20	41	16.1	8			F40			1	2	8	有	有	2	2
21	女	17	18	9	25.4	8	9		F50			9			有	有	1	1
22	女	13	15	29	13.5	8	9		F44			1	7		有	有	1	1
23	女	16	18	33	11.6	9	14		F93			1			有	有	2	1
24	女	15	16	20	17.2	8	9		F41	F43	F44	1	5	10	有	有	2	1
25	女	18	18	8	9.0	8	9		F44			4	7		無	有		
26	女	17	19	28	10.3	7	8	10	F44			1	9	11	有	有	2	1
27	女	17	21	64	12.9	2			F34			1	8		有	有	2	2
28	女	16	17	13	26.2	2	10		F34	F60		1	2		有	有	2	1
29	女	17	17	6	18.7	2	9		F43			1			有	有	3	1
30	女	17	26	107	26.3	2	9	11	F34	F40	F70	1	2	7	有	有	2	2
31	女	17	18	11	14.1	2	9	10	F34	F22	F43	1	7	16	有	有	2	2
32	女	18	22	59	12.0	2	8		F40	F34		1	2		有	有	1	1
33	女	17	18	15	11.3	2	9		F43	F34		1			有	有	2	2
34	女	17	19	32	9.2	2	8	9	F42	F43	F34	1	8		有	有	3	2
35	女	17	20	38	15.5	2	8	9	F34	F40	F43	1			有	有	2	2
36	女	14	15	9	4.0	8	14		F93			1	4	7	有	有	2	2
37	女	15	16	20	30.8	8	9	14	F93	F94		1	7	16	有	有	2	1
38	女	14	18	48	16.6	9	12	14	F84	F98	F43	1	2	16	有	有	2	2
39	女	13	14	33	3.6	8	14	15	F93			4	16		有	有	2	1
40	男	17	18	13	11.0	1			F20			1	7		有	有	3	3
41	男	16	19	46	12.3	1			F20			1	2	9	有	有	3	2
42	男	13	18	72	24.0	1			F20			1	2		有	有	3	3
43	男	17	20	42	2.6	1			F20						有	有	2	2
44	男	17	19	27	8.0	1			F20			1	2	3	有	有	2	2
45	男	18	22	40	22.8	1			F20			1	3		有	有	2	2
46	男	15	17	25	5.9	1			F20			1	2	3	無	有	1	1
47	男	15	17	39	14.8	1			F20			1	2		無	有	2	1

48	男	17	19	17	6.9	1			F20			2	3	8	有	有	2	1
49	男	17	18	6	15.8	1			F20			1	15		有	有	2	2
50	男	17	18	9	16.2	1			F20			1	7	8	有	有	2	1
51	男	12	13	11	43.0	1			F20			1	5	16	有	有	3	1
52	男	15	15	6	18.7	1			F20			9			有	有	3	3
53	男	15	16	9	10.8	1	11		F20	F70		1	13	15	有	有	3	2
54	男	13	14	12	14.6	1	9		F21	F93		1	16		有	有	3	1
55	女	17	19	28	14.1	1			F40	F45	F22	1			有	有	3	1
56	女	18	22	64	14.7	3			F25			1	8	16	有	有	2	2
57	女	16	20	26	4.2	1			F20			1	7	16	有	有	4	4
58	女	17	20	49	18.1	1			F20			1	8	10	有	有	1	1
59	女	15	16	8	9.1	1			F20			4	7	13	有	有	3	3
60	女	18	19	7	22.3	1			F20			1	7		有	有	1	1

3) 問題行動

対象者の問題行動[*4]は3つまで重複可としたが，多い順に記すと，不登校49名（81.7%），ひきこもり17名（28.3%），自傷行為11名（18.3%），自殺企図9名（15.0%），家庭内暴力9名（15.0%），いじめ5名（8.3%），非行5名（8.3%），虐待5名（8.3%），摂食障害4名（6.7%），睡眠障害2名（3.3%），薬物乱用2名（3.3%），性的逸脱2名（3.3%）などであった。

(2) 方　法

1) 初診時の所見

初診時の所見については，表3-3に挙げた対象者の属性，精神医学的診断（従来診断およびICD-10診断），問題行動に加えて，各種質問紙を用いて精神状態を評価した。

質問紙には，GHQ[*5]（=General Health Questionnaire）の日本語版（中川・大

[*4] 表3-3中の問題行動の番号は，それぞれ次の行動をさす。
1＝不登校，2＝ひきこもり，3＝家庭内暴力（子から親への暴力），4＝虐待，5＝いじめ，6＝校内暴力，7＝自傷行為，8＝自殺，9＝摂食障害，10＝睡眠障害，11＝ドラッグ乱用，12＝アルコール乱用，13＝性的逸脱，14＝動物虐待，15＝非行（反社会行動），16＝その他

[*5] GHQ は，英国で開発された一般的な自己記入式質問票で，軽症精神障害のスクリーニング

64　第Ⅱ部　研究編：思春期のこころの問題の予後

坊 1996），CBCL[*6]（=Child Behavior Checklist）の日本語版（井潤ら 2001）と
YSR（=Youth Self Report）の日本語版[*7]（倉本ら 1999）が含まれている。

2) 適応状態の評価

　対象者の適応状態や回復のレベルについて，初診時，半年後，1年後，3年
後，5年後に表3-4に示した GAF[*8]（= Global Assessment of Functioning）
を用いて評価した。

　　精神的健康と病気という1つの仮想的な連続体に沿って，心理的，社会的，職
　　業的機能を考慮して下さい。身体的（または環境的）制約による機能の障害
　　を含めないで下さい。コード（たとえば，45,68,72 のように）は，適切ならば，
　　中間の値を用いて下さい。

や重症度評価に用いられる。オリジナルの 60 項目版と，短縮版の 30 項目，28 項目，12 項目版
（Goldberg & Hillier 1979）があるが，本研究では頻繁に利用される 28 項目版を採用した。
GHQ-28 は身体的症状，不安と不眠，社会的活動障害，うつ傾向を表す4因子，それぞれ7項目
（0-7点），計 28 項目（0-28点）で構成されている。有所見を表す GHQ-28 のカットオフ値は
6点前後とされているが，それだと感度が良すぎるという批判がある。
　*6　CBCL は，米国の Achenbach ら（1991）によって開発された学齢期の子どもの情緒や行動
の問題を包括的に評価する質問紙であり，記入者によって，親用 CBCL（4-18 歳），子ども用 YSR
（11-18 歳），教師用 TRF（5-18 歳）に分かれる。それぞれ類似のおよそ 100 個の質問項目よりな
り，子どもの問題の全体的なプロフィールが描けるだけでなく，評価者による評価の相互比較が
できるのが利点である。CBCL は，8つの下位尺度（ひきこもり，身体的訴え，不安うつ，社会
性の問題，思考の問題，注意の問題，非行的行動，攻撃的行動）と2つの上位尺度である内向尺
度（前3下位尺度の和）と外向尺度（後2下位尺度の和）で構成されている。
　*7　YSR 日本語版は，オリジナルとは異なり，6つの下位尺度（身体的訴え，不安／抑うつ／
ひきこもり，思考の問題，注意／社会性の問題，非行的行動，攻撃的行動）と2つの下位尺度で
ある内向尺度（前2下位尺度の和）と外向尺度（後2下位尺度の和）で構成されている。
　*8　GAF は米国精神医学会（APA=American Psychiatric Association）が作成した DSM-Ⅳ
-TR（2000）における多軸評定の第5軸「機能の全体的評定」を行うための尺度である。この尺
度は，表3-4の基準に従って単一の測定値をあてはめるので，臨床的改善度を追跡するのに役立
つ，とされている。GAF 尺度の 10 点ごとの各範囲は，症状の重症度と（社会的，職業的，または
学校の）機能レベルの2つの部分からなっているが，両者が一致しない場合は，悪い方を反映し
て評価する。たとえば，「自分自身に対して著しく危険であること以外はよく機能している人」で
あれば，GAF 評価は 20 以下になる。また，「他に精神症状はないが，ドラッグ使用への過度のと
らわれから仕事や友人を失った人」であれば，GAF 評価は 40 以下になる。

第3章　思春期のこころの問題の予後①：自験例調査　65

表3-4　GAF（機能の全体的評定）尺度（DSM-Ⅳ-TR より）

100-91	広範囲の行動にわたって最高に機能しており，生活上の問題で手に負えないものは何もなく，その人の多数の長所があるために他の人々から求められている。症状は何もない。
90-81	症状がまったくないか，ほんの少しだけ（例：試験前の軽い不安），すべての面でよい機能で，広範囲の活動に興味をもち参加し，社交的にはそつがなく，生活に大体満足し，日々のありふれた問題や心配以上のものはない（例：たまに，家族と口論する）。
80-71	症状があったとしても，心理的社会的ストレスに対する一過性で予期される反応である（例：家族と口論した後の集中困難），社会的，職業的または学校の機能にごくわずかな障害以上のものはない（例：学業で一時遅れをとる）。
70-61	いくつかの軽い症状がある（例：抑うつ気分と軽い不眠），または，社会的，職業的または学校の機能に，いくらかの困難はある（例：時にずる休みをしたり，家の金を盗んだりする）が，全般的には，機能はかなり良好であって，有意義な対人関係もかなりある。
60-51	中等度の症状（例：感情が平板的で，会話がまわりくどい，時に，恐慌発作がある），または，社会的，職業的，または学校の機能における中等度の障害（例：友達が少ない，仲間や仕事の同僚との葛藤）。
50-41	重大な症状（例：自殺の考え，強迫的儀式がひどい，しょっちゅう万引する），または，社会的，職業的または学校の機能において何か重大な障害（例：友達がいない，仕事が続かない）。
40-31	現実検討か意思伝達にいくらかの欠陥（例：会話は時々，非論理的，あいまい，または関係性がなくなる），または，仕事や学校，家族関係，判断，思考または気分，など多くの面での粗大な欠陥（例：抑うつ的な男が友人を避け家族を無視し，仕事ができない。子どもが年下の子どもを殴り，家で反抗的で，学校では勉強ができない）。
30-21	行動は妄想や幻覚に相当影響されている。または意思伝達か判断に粗大な欠陥がある（例：時々，滅裂，ひどく不適切にふるまう，自殺の考えにとらわれている），または，ほとんどすべての面で機能することができない（例：一日中床についている，仕事も家庭も友達もない）。
20-11	自己または他者を傷つける危険がかなりあるか（例：死をはっきり予期することなしに自殺企図，しばしば暴力的，躁病性興奮），または，時には最低限の身辺の清潔維持ができない（例：大便を塗りたくる），または，意思伝達に粗大な欠陥（例：ひどい滅裂か無言症）。
10-1	自己または他者をひどく傷つける危険が続いている（例：何度も暴力を振るう），または最低限の身辺の清潔維持が持続的に不可能，または，死をはっきり予測した重大な自殺行為。
0	情報不十分

3）分析方法

まず，対象者の初診時の所見についての素データを単純集計した。それは対

66 第Ⅱ部 研究編：思春期のこころの問題の予後

象者の属性，精神医学的診断，問題行動，GHQ-28 得点，CBCL ／ YSR 得点である。

次に，対象者の適応状態，つまり回復レベルの推移を見た。それは初診時，半年後，1 年後，3 年後，5 年後の GAF 尺度得点で評価した。そして，対象者の予後（治療転帰）について，おおまかな傾向を把握した。

その次に，対象者の初診時の所見と予後（治療転帰）をクロス集計して，それらの関連性を分析した。

最後に，初診時の所見がどのくらい予後（治療転帰）に寄与したか，あるいは予後（治療転帰）に寄与した初診時の所見をみるために，多変量解析の手法で分析した。

3．結果と考察

(1) 単純集計

1) 初診時 GHQ-28 得点

初診時の GHQ-28 の各尺度の平均得点は，身体的症状 3.8 点（範囲 0 - 7 点），不安と不眠 4.5 点（0 - 7），社会的活動障害 3.7 点（0 - 7），うつ傾向 4.0 点（0 - 7），計 16.0 点（0 -28）であった。

GHQ-28 計のカットオフ値は 6 点前後とされているが，対象者の初診時の平均得点は 16.0 点とかなり高かった。

表 3 - 5（本章末に掲載）に，対象者の初診時 GHQ-28 得点に関する個々のデータを示す。

2) 初診時 CBCL ／ YSR 得点

CBCL ／ YSR それぞれの下位尺度・上位尺度・総合得点について，男女，年齢群ごとに臨床域／境界域／正常域の区分点が設定されているが，詳しくは，倉本ら（1999）と井潤ら（2001）の論文を参照されたい。

表 3 - 6 に，対象者の初診時の CBCL 各尺度得点の平均値と，それらを T 得点に換算して領域（正常域／境界域／臨床域）に当てはめた結果を示す。「内向尺度」と「CBCL 総合得点」が臨床域に，「ひきこもり」「不安・抑うつ」と「外

向尺度」が境界域に達していた。

表3-7に，対象者の初診時の YSR 各尺度得点の平均値と，それらを T 得点に換算して領域（正常域／境界域／臨床域）に当てはめた結果を示す。「不安・抑うつ・ひきこもり」「内向尺度」と「YSR 総合得点」が臨床域に，「身体的訴え」が境界域に達していた。

表3-6　初診時 CBCL 尺度得点（T 得点換算）と領域

各　尺　度	正常域	境界域	臨床域
Ⅰ ひきこもり		67.4	
Ⅱ 身体的訴え	64.4		
Ⅲ 不安・抑うつ		68.6	
Ⅳ 社会性の問題	60.2		
Ⅴ 思考の問題	63.5		
Ⅵ 注意の問題	60.8		
Ⅶ 非行的行動	59.8		
Ⅷ 攻撃的行動	59.5		
内向尺度（≒Ⅰ＋Ⅱ＋Ⅲ）			68.8
外向尺度（＝Ⅶ＋Ⅷ）		60.7	
CBCL 総合得点			66.6

表3-7　初診時 YSR 尺度得点（T 得点換算）と領域

各　尺　度	正常域	境界域	臨床域
Ⅰ 身体的訴え		67.2	
Ⅱ 不安・抑うつ・ひきこもり			72.6
Ⅲ 思考の問題	63.8		
Ⅳ 注意・社会性の問題	62.6		
Ⅴ 非行的行動	60.6		
Ⅵ 攻撃的行動	56.1		
内向尺度（＝Ⅰ＋Ⅱ）			71.9
外向尺度（＝Ⅴ＋Ⅵ）	55.6		
YSR 総合得点			67.5

68　第Ⅱ部　研究編：思春期のこころの問題の予後

　本人記入用の YSR 質問紙について，対象者の得点が臨床域に達していた
「Ⅱ不安・抑うつ・ひきこもり」尺度を構成するのは次の 23 項目である。

12　私はひとりぼっちでさびしい
17　私はよく空想にふける
18　私はわざと自分を傷つけたり死のうとする
25　私は他の子と仲良くできない
30　私は学校に行くのがこわい
31　私は悪いことを考えたりしたりするかもしれないと心配だ
33　だれも私を大切に思ってくれない
35　私は自分には価値がないか劣っているように感じる
42　私は他人といるよりひとりでいたい
45　私は神経質あるいは緊張している
48　私は他の子から好かれていない
50　私は極端にこわがりあるいは心配性だ
52　私は自分が悪いと思いすぎる
69　私は人に打ち明けないで秘密にする
71　私は人目が気になってすぐに恥ずかしくなる
75　私は内気だ
87　私は気分や感情が突然変わる
89　私は疑り深い
91　私は自殺しようと思うことがある
102　私はあまり元気が出ない
103　私は楽しくなく，悲しく，落ち込んでいる
111　私は他人とかかわりあいにならないようにしている
112　私はとても心配する

　この「Ⅱ不安・抑うつ・ひきこもり」尺度こそが，YSR の内向尺度（＝Ⅰ＋Ⅱ）
と YSR 総合得点が臨床域に達した要因になっている。つまり，対象者は上の
23 項目に該当するような特徴を多く持っているとみなすことができる。
　表 3-8（本章末に掲載）に，対象者の初診時 CBCL ／ YSR 得点に関する
個々のデータを示す。

3) 適応状態（GAF 尺度）の推移

適応状態は GAF 尺度（0 -100）で評価したが，初診時平均 42.3（20-65，n=60），半年後平均 57.3（25-70，n=56），1 年後平均 58.6（20-80，n=42），3 年後平均 65.8（35-80，n=23），5 年後平均 66.4（45-85，n=7）と年を経るごとに改善傾向がみられた。とくに，初診時と半年後の間（n=56，$p<.001$），および 1 年後と 3 年後の間（n=23，$p<.001$）には，対応する平均の差で統計的な有意差があった。

図 3-2 に見るように，GAF は初診後の半年間で急激に上昇し，1 年後まで横ばい，再び 1 年から 3 年後までに少し上昇したが，3 年を過ぎるとほぼ横ばいになった。

したがって，本研究における対象者の適応状態は，初診半年後から 1 年後にはほぼ安定し，その後も若干改善しつつ再び安定に向かう，といえる。

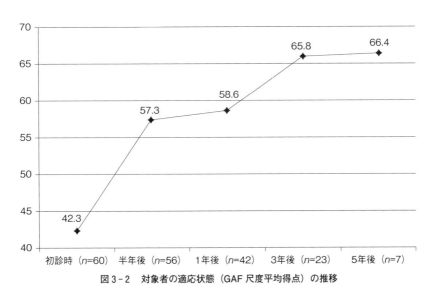

図 3-2　対象者の適応状態（GAF 尺度平均得点）の推移

表 3-9 に，対象者の GAF 尺度と改善率の推移について，個々の詳しいデータを示す。

70　第Ⅱ部　研究編：思春期のこころの問題の予後

表 3-9　対象者の適応状態の推移 （GAF 尺度と改善率＊）

事例番号	初診時 GAF	半年後 GAF	1 年後 GAF	3 年後 GAF	5 年後 GAF	半年後改善率（％）	1 年後改善率（％）	3 年後改善率（％）	5 年後改善率（％）
1	45	65				44.4			
2	55	65				18.2			
3	35	40				14.3			
4	40	50				25.0			
5	55	65				18.2			
6	40	60	65	75		50.0	62.5	87.5	
7	55	70	65	75		27.3	18.2	36.4	
8	50		60	65			20.0	30.0	
9	55	70	70	75	70	27.3	27.3	36.4	27.3
10	50	60	40	50	60	20.0	−20.0	0.0	20.0
11	55	60	65	70		9.1	18.2	27.3	
12	50	52	55			4.0	10.0		
13	40	60	65			50.0	62.5		
14	55	60	65			9.1	18.2		
15	35	65	60			85.7	71.4		
16	40	50				25.0			
17	45	65				44.4			
18	40	65	60	70		62.5	50.0	75.0	
19	65	70	75	80		7.7	15.4	23.1	
20	40	50	50	55		25.0	25.0	37.5	
21	40	65				62.5			
22	30	70	75			133.3	150.0		
23	62	70	65	68		12.9	4.8	9.7	
24	30		70				133.3		
25	40	45				12.5			
26	45	60	40			33.3	−11.1		
27	40	60	65	70	75	50.0	62.5	75.0	87.5
28	55	65	70			18.2	27.3		
29	50	70				40.0			
30	50	60	55	55	60	20.0	10.0	10.0	20.0

31	45	50	55			11.1	22.2		
32	45	55	50	60	45	22.2	11.1	33.3	0.0
33	45	65	55			44.4	22.2		
34	50	65	60			30.0	20.0		
35	40	70	50	70		75.0	25.0	75.0	
36	50	55				10.0			
37	50	55	70			10.0	40.0		
38	30	45	50			50.0	66.7		
39	40		60	65			50.0	62.5	
40	35	30	35			-14.3	0.0		
41	40	55	70	60		37.5	75.0	50.0	
42	40	50	60	65	70	25.0	50.0	62.5	75.0
43	40	55	60	60		37.5	50.0	50.0	
44	45	28	30	35		-37.8	-33.3	-22.2	
45	25	60	72	75		140.0	188.0	200.0	
46	30	40	50			33.3	66.7		
47	30	65	70	75		116.7	133.3	150.0	
48	40		20				-50.0		
49	35	50				42.9			
50	40	65				62.5			
51	40	55	50			37.5	25.0		
52	50	70				40.0			
53	30	25				-16.7			
54	40	60				50.0			
55	40	70	80			75.0	100.0		
56	30	60	75	80	85	100.0	150.0	166.7	183.3
57	45	60	50			33.3	11.1		
58	30	50	55	60		66.7	83.3	100.0	
59	30	35				16.7			
60	20	60				200.0			

＊ 改善率：ある時点での改善率は，次の式で定義する。

改善率（％）＝（ある時点での GAF － 初診時の GAF）／ 初診時の GAF × 100

ここで，5 年以上通院して顕著に改善した女子の事例を紹介しよう。もちろん，内容は人物が特定できない程度に変えてある。図 3-3 に，事例の適応状態（GAF 尺度）の推移を示す。

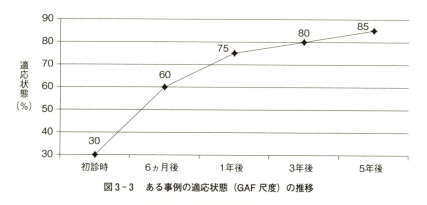

図 3-3　ある事例の適応状態（GAF 尺度）の推移

〈事例 3-1〉　5 年以上通院し，大学受験に成功した女子

初診時 17 歳の女子高校生。高 2 の秋頃から勉強が手につかなくなり，体がかゆくなり，全身をかきむしって苦しんでいる，と心配した両親が本人を内科に連れて行った。近くの大学病院に入院して精査したが，たいした所見はみつからず，1 週間で退院した。

ところが，その後も体調がどうしてもよくならず，気分も滅入って，あせりをつのらせ，発作的に手首をカミソリで切ってしまった。ぽたぽたと血が流れるのを見ると，なんだかほっとして，生きている実感がして，心地よくなり，落ち着いたという。その後も，むしゃくしゃしたり，どうしようもない気持ちになった時などに，リストカットすることがあった。学校はほとんど行けなくなった。朝は起きられず，自室にこもりきりで，アニメやゲームに没頭するようになった。食事は不規則，昼夜逆転して，親とはほとんど顔を合わせなくなった。見かねた親が生活態度を注意すると，「うるせー，あっち行け！」とすごい形相になって，暴れそうになるので，親も怖くて何も言えなくなってしまった。かろうじて高 3 には進級できたが，自分でもこのままじゃいけないと思ったのか，親の説得にしぶしぶ従って，筆者のもとを受診したのである。

初診時には，寡黙，まとまりのなさ，まわりへの過敏さ，幻聴らしき耳鳴り，抑うつ気分，意欲減退，自殺念慮，ひどい頭痛などを認め，統合失調症圏内の精神疾患を疑い，少量の抗精神病薬を投与した（最終的な診断は統合失調感情症）。GAF は 30 と評価した。

よく聞くと，本当は勉強がしたいけどできない，朝起きないのは起きたくないから，前に入院した病院に行っても親が勝手にしゃべっちゃうので意味がない，などと筆者を時々のぞき込むようにして小声でつぶやいた。なるほど，精神疾患だけでは説明できない親子関係の問題や，受験勉強体制に否応なしに組み込まれてゆくことへの密かな抵抗，自分の納得するペースでやりたい，といった思春期のテーマを垣間見る思いがした。

1 年後，高校は中退して，高卒認定試験をめざすために予備校に入って準備を始めた。GAF は 75 とした。2 年後に認定試験に合格した。

3 年後，4 月からデザインの専門学校に通いだし，夏前まではよく通っていた。GAF は 80 とした。

ところが，クラスの雰囲気になじめず，対人的に孤立し，課題も提出しなくなり，だんだんと欠席が増えていき，夏休み明けには専門学校をやめた。通院は不規則になり，服薬もしなくなった。この頃，情緒的に不安定になりがちで，電車の中で倒れて救急車で病院に運ばれたり，塩素系洗剤を使って自宅のトイレで自殺を図ったりした。幼い頃から自殺することはよく考えていたという。予備校だけは通っており，大学受験はするつもりでいた。しかし，受けた大学はことごとく落ちてしまい，反省しきり，今度は本格的に勉強しようと決心した。

4 年後，予備校に通い，勉強に専念するようになった。その頃，付き合いだした彼氏とはじめての SEX を経験したが，恋愛に流されることなく，勉強のペースはちゃんと維持した。翌年はじめ，センター試験を受け，第一志望の大学に入学した。

5 年後，学生生活は，周囲との違和感や，慣れないことがたくさんあるものの，何とかそつなくこなしている。通院服薬も継続しているので，精神病症状や気分変動は適度に抑えられており，自傷・自殺企図や逸脱行動に走ることはほとんどなくなった。好きなアニメやゲームの関係で仲間も

少しずつできてきた。GAF は 85 とした。

　次いで，同じように，5 年以上通院して，顕著に改善した男子の事例を紹介しよう。

〈事例 3 - 2〉 5 年以上通院し，有望な社会人となった男子

　初診時 19 歳の男子大学生。高 2 時，授業中に緊張して手に汗をかく，手が震える，後ろの席の人が自分のことを見ている感じがして，苦しくなって近所の精神科クリニックを受診した。どうしても他人の視線や反応が気になってリラックスできない。大学に入りさえすれば治るだろうと思い，大学入学を機に上京して一人暮らしを始めた。最初は解放感に浸れたものの，対人緊張と視線への恐怖は相変わらずで，親しい友人もつくれず，強い孤独感，挫折感と不適応感を味わい，学校に行けず，アパートにひきこもりがちになった。当然，1 年目の単位はかなり落として，これじゃどうしようもないと悩み，インターネットでホームページを調べて，自ら筆者のもとを受診した。

　初診時，強い対人恐怖症状を呈し，学校不適応，ひきこもりがちであった。大学の“冷たい感じ”にどうもなじめず，大学入学したからといって上京時に期待した症状の改善は得られなかった。GAF は 55 と評価した。対人恐怖症（社会恐怖症）と心因反応（適応障害）と診断し，少量の抗不安薬，抗うつ薬と抗精神病薬を投与した。「愚痴」を徹底して聞くとともに，すぐに自己を全否定しようとする本人の「他人より優れている面」や「今までちゃんとやれてきた面」を指摘して，強く支持するカウンセリングを実施した。そうしたのは，ことばの端々に，強い劣等感の裏返しの優越意識と，自分の能力を過信し，それにしがみつく矜恃が見て取れたためである。実際，それだけの自負を持つ才能に長けていたことは事実ではあるが。

　通院服薬は不規則であったが，定期試験前や長い休暇明けの新しい学期が始まる頃には決まって緊張が高まり，上記の症状が増強するので，その都度，集中的な治療対応を必要とした。

　その傾向は，大学在学中，多少のニュアンスを変えながらも，基本的に

は変わらなかった。それで，初診後半年でGAFは70に劇的に改善したが，その後1年-5年後までGAFは70程度を維持したのである。

　そうした傾向は本研究の他の多くの事例で認められた。図3-2に見るように，GAFで評価した適応状態は，初診から半年-1年後にかなり改善して安定し，そこで治療終結となる場合もある。その後，治療を継続して多少改善するものの，初診から1年後までほど急激には変わらない。つまり，予後を考える場合，治療開始から1年間が重要な期間といえる。

　さて，本人は留年を何回か繰り返し，最終的にある大手の広告代理店に就職した。面接試験では，身だしなみの良さや知識教養の深さを指摘されるなど，思いも寄らぬ好待遇を受け，それまで悩んでいたことがうそのように思えた瞬間もあったという。入社してしばらくして海外赴任も決まり，現地の語学習得に没頭する毎日である。

(2) クロス集計

　GAFでみた対象者の適応状態は初診後半年から1年間で安定したので，初診1年後の改善率を予後（治療転帰）の指標に設定しよう。

　以下，対象者のデータと，初診時GAF，1年後GAFおよび1年後改善率のクロス集計を実施した結果を示す。

1) 対象者の属性と予後（治療転帰）

性別：表3-10に，対象者の性別による初診時／1年後GAFおよび1年後改善率のクロス表を示す。初診時GAFは男女同一で，1年後改善率は女の方が男より高かったが，統計学的な有意差はなかった。

同胞数：表3-11に対象者の家族構成のうち，本人も含めた同胞数による初診時／1年後GAFおよび1年後改善率のクロス表を示す。同胞1人（独子）の方が同胞2人以上より改善率が高かったが，統計学的な有意差はなかった。

同胞順位：表3-12に対象者の家族構成のうち，本人の同胞順位による初診時／1年後GAFおよび1年後改善率のクロス表を示す。同胞順位が1番目か2番目以降かによって，改善率はほとんど変わらなかった。

来院回数：表3-13に通院期間中の来院回数による初診時／1年後GAFおよ

76　第Ⅱ部　研究編：思春期のこころの問題の予後

び1年後改善率のクロス表を示す。来院回数は1年間に来院した回数に換算した。

　対象者の平均来院回数が14.1回／年であったので，来院14回以下（寡来院群）と来院14回超（多来院群）に分けて比較した。多来院群の方が寡来院群よりも，統計学的に有意に改善率が高かった。

表3-10　対象者の性別と1年後GAF/改善率

性　別	初診時GAF	1年後GAF	1年後改善率
男	42.3 (*n*=28)	55.7 (*n*=18)	39.1% (*n*=18)
女	42.3 (*n*=32)	60.8 (*n*=24)	48.3% (*n*=24)

表3-11　対象者の同胞数と1年後GAF/改善率

同胞数	初診時GAF	1年後GAF	1年後改善率
1人	38.8 (*n*=12)	61.3 (*n*=8)	60.1% (*n*=8)
2人以上	43.2 (*n*=47)	58.0 (*n*=34)	40.6% (*n*=34)

表3-12　対象者の同胞順位と1年後GAF/改善率

同胞順位	初診時GAF	1年後GAF	1年後改善率
1番目	43.0 (*n*=32)	59.8 (*n*=21)	45.2% (*n*=21)
2番目以降	41.5 (*n*=27)	57.5 (*n*=21)	43.4% (*n*=21)

表3-13　対象者の来院回数と1年後GAF/改善率

来院回数	初診時GAF	1年後GAF	1年後改善率 *
寡来院群	43.9 (*n*=31)	56.0 (*n*=25)	28.1% (*n*=25)
多来院群	40.5 (*n*=29)	62.5 (*n*=17)	68.2% (*n*=17)

*$p < .05$（t検定）

2）精神医学的診断と予後（治療転帰）

　表3-14に，おもな精神医学的診断による初診時／1年後のGAFおよび1年後改善率のクロス表を示す。

　統合失調症は，初診時のGAFは統計学的に有意に他の精神障害より低かったが，1年後改善率はもっとも高かった。

　神経症・ストレス関連障害と心因反応（適応障害）は，初診時／1年後GAFおよび1年後改善率は，それぞれ同程度であった。

発達障害・パーソナリティ障害は，初診時／1年後GAFおよび1年後改善率ともに低めであった。

気分障害は，初診時GAFは統計学的に有意に他の精神障害より高かったが，1年後改善率は統計学的に有意にもっとも低かった。

その結果，1年後改善率は，高い順から，統合失調症，神経症・ストレス関連障害，心因反応（適応障害），発達障害・パーソナリティ障害，気分障害，と続いた。

表3-14　対象者の精神医学的診断（重複可）と1年後GAF/改善率

精神医学的診断	初診時GAF	1年後GAF	1年後改善率
統合失調症	36.0 (*n*=21)[低***]	55.5 (*n*=14)	60.7% (*n*=14)
神経症・ストレス関連障害	45.3 (*n*=19)	61.7 (*n*=15)	40.3% (*n*=15)
心因反応（適応障害）	45.7 (*n*=23)[高*]	61.5 (*n*=17)	39.9% (*n*=17)
発達障害・パーソナリティ障害	43.9 (*n*=13)	53.8 (*n*=8)	27.1% (*n*=8)
気分障害	47.7 (*n*=11)[高*]	56.5 (*n*=10)	19.9% (*n*=10)[低***]

注）表中の数字[高，低]は，それ以外の精神障害の得点との高低を示す。

$*p < .05, **p < .01, ***p < .001$

3）問題行動と予後（治療転帰）

表3-15に，おもな情緒や行動の問題による初診時／1年後GAFおよび1年後改善率のクロス表を示す。

不登校とひきこもりは，初診時GAF，1年後GAF，1年後改善率ともに，同様な得点パターンであった。

自傷行為と自殺企図も，同様のパターンであった。

家庭内暴力は，初診時GAFは自殺企図と同じであったが，1年後改善率はもっとも低かった。

いじめは，初診時GAF，1年後GAFともに高かったが，その分，1年後改善率は低かった。

虐待，非行，摂食障害，薬物乱用，睡眠障害については，どれも改善したが，件数が少ないため傾向はつかめなかった。

78   第Ⅱ部　研究編：思春期のこころの問題の予後

表3-15　対象者の問題行動（重複可）と1年後GAF/改善率

問 題 行 動	初診時GAF	1年後GAF	1年後改善率
不 登 校	42.8 (*n*=49)	59.1 (*n*=37)	42.2% (*n*=37)
ひきこもり	40.9 (*n*=17)	56.1 (*n*=16)	45.5% (*n*=16)
自傷行為	39.6 (*n*=11)	56.7 (*n*=6)	38.9% (*n*=6)
自殺企図	41.7 (*n*=9)	52.1 (*n*=7)	38.7% (*n*=7)
家庭内暴力	41.7 (*n*=9)	48.1 (*n*=7)	27.1% (*n*=7)
い じ め	46.0 (*n*=5)	61.0 (*n*=5)	34.8% (*n*=5)
虐 　 待	38.0 (*n*=5)	65.0 (*n*=2)	91.7% (*n*=2)
非 　 行	39.0 (*n*=5)	65.0 (*n*=1)	62.5% (*n*=1)
摂食障害	43.8 (*n*=4)	55.0 (*n*=2)	31.9% (*n*=2)
薬物乱用	37.5 (*n*=2)	47.5 (*n*=2)	36.1% (*n*=2)
睡眠障害	30.0 (*n*=2)	62.5 (*n*=2)	108.3% (*n*=2)

4）精神障害と問題行動の併存と予後（治療転帰）

　表3-16に，対象者の精神障害と問題行動の併存についてのクロス表を示す。
ただし，精神障害との併存率がすべて2割以下であったいじめ，摂食障害，薬
物乱用，睡眠障害は，問題行動の項目から除いた。

　精神障害との併存率が2割以上であった問題行動は次のようである。

　　統合失調症：不登校≫ひきこもり＞自傷行為＞自殺企図＝家庭内暴力
　　神経症：不登校≫ひきこもり＞自傷行為＝虐待
　　心因反応：不登校≫ひきこもり＝自傷行為
　　発達障害：不登校≫ひきこもり＞家庭内暴力＝非行
　　気分障害：不登校≫ひきこもり＞自殺企図

　精神障害との併存率がもっとも高かった問題行動は，不登校であった。たと
えば，自験例60例のうち統合失調症が20例，そのうち不登校を伴っていたの
は16例（80％）あった。

第3章　思春期のこころの問題の予後①：自験例調査　79

表3-16　対象者の精神障害と問題行動の併存件数（率）

精神障害 問題行動	統合失調症 (*n*=20)	神経症 (*n*=19)	心因反応 (*n*=22)	発達障害 (*n*=13)	気分障害 (*n*=11)
不登校	16 (80.0%)	15 (78.9%)	19 (86.4%)	12 (92.3%)	11 (100%)
ひきこもり	7 (35.0%)	5 (26.3%)	5 (22.7%)	5 (38.5%)	4 (36.4%)
自傷行為	5 (25.0%)	4 (21.1%)	5 (22.7%)	2 (15.4%)	2 (18.2%)
自殺企図	4 (20.0%)	2 (10.5%)	2 (9.1%)	2 (15.4%)	3 (27.3%)
家庭内暴力	4 (20.0%)	2 (10.5%)	2 (9.1%)	3 (23.1%)	2 (18.2%)
虐　待	1 (5.0%)	4 (21.1%)	2 (9.1%)	0	0
非　行	2 (10.0%)	0	1 (4.5%)	3 (23.1%)	0

　表3-17に，おもな問題行動の併存の有無による精神障害の1年後改善率を示す。

　各欄の件数が少ないので，問題行動の併存の有無で1年後改善率を比較検討できなかった箇所もある。

　しかし，表中の多数の欄において，問題行動の併存「無」の精神障害の方が，併存「有」の精神障害よりも，1年後改善率が高い傾向があった。

表3-17　対象者の精神障害と問題行動の併存による1年後改善率（%）
（上段は1年後改善率（%），下段の（　）内は件数）

精神障害 問題行動	統合失調症 (*n*=13)		神経症 (*n*=15)		心因反応 (*n*=17)		発達障害 (*n*=8)		気分障害 (*n*=10)	
併存の有無	有	無	有	無	有	無	有	無	有	無
不登校	60.1 (11)	69.0 (2)	37.9 (13)	56.3 (2)	39.9 (17)	—	27.1 (8)	—	19.9 (10)	—
ひきこもり	61.4 (7)	61.6 (6)	18.1 (4)	48.4 (11)	36.9 (5)	41.1 (12)	45.1 (5)	-3.0* (3)	16.6 (4)	22.0 (6)
自傷行為	5.6 (2)	71.6 (11)	95.0 (2)	31.9 (13)	55.6 (4)	35.0 (13)	16.1 (2)	30.7 (6)	16.1 (2)	20.8 (8)
自殺企図	61.1 (3)	61.6 (10)	22.5 (2)	43.1 (13)	20.0 (1)	41.1 (16)	-20.0 (1)	33.8 (7)	20.8 (3)	19.4 (7)
家庭内暴力	42.8 (4)	69.8 (9)	19.1 (2)	43.6 (13)	19.1 (2)	42.6 (15)	-20.0 (1)	33.8 (7)	-0.9 (2)	25.0 (8)

注）―は該当者なし。　　　　　　　　　　　　　　　　　　　*$p < .05$（*t*検定）

80　第Ⅱ部　研究編：思春期のこころの問題の予後

5）初診時 GHQ-28 得点と予後（治療転帰）

初診時の GHQ-28 計の平均得点は 16.0 点であったので，GHQ-28 得点が 16点以下を GHQ 低得点群とし，17 点以上を GHQ 高得点群とする。

表 3-18 に，初診時の GHQ-28 得点による初診時／1 年後の GAF および 1 年後改善率のクロス表を示す。

初診時 GAF は GHQ 低得点群の方が GHQ 高得点群より高く，両者の 1 年後GAF がほぼ等しかったため，1 年後改善率は後者の方が高かったが，統計学的な有意差はなかった。

6）初診時 CBCL/YSR 得点と予後（治療転帰）

初診時の CBCL 総合得点の平均値は 66.6 点であったので，CBCL 総合得点が 67 点未満を CBCL 低得点群，67 点以上を CBCL 高得点群とする。

表 3-19 に，初診時 CBCL 総合得点による初診時／1 年後の GAF および 1 年後改善率のクロス表を示す。

初診時 GAF は CBCL 低得点群の方が CBCL 高得点群よりやや高かったが，1 年後 GAF と 1 年後改善率はほぼ等しかった。

同様に，YSR 総合得点の平均値が 67.5 点であったので，YSR 総合得点が 68点未満を YSR 低得点群，68 点以上を YSR 高得点群とする。

表 3-20 に，初診時 YSR 総合得点による初診時／1 年後の GAF および 1 年後改善率のクロス表を示す。

初診時 GAF は YSR 低得点群と YSR 高得点群でほぼ等しく，前者の方が 1年後 GAF が高かった分，1 年後改善率も高かったが，両者に統計学的な有意差はなかった。

表 3-18　対象者の GHQ-28 得点と 1 年後 GAF/改善率

GHQ-28 得点	初診時 GAF	1 年後 GAF	1 年後改善率
低得点群	43.9 （n=30）	58.7 （n=21）	39.9% （n=21）
高得点群	40.7 （n=28）	58.8 （n=20）	50.7% （n=20）

第3章　思春期のこころの問題の予後①：自験例調査　81

表 3-19　対象者の CBCL 総合得点と 1 年後 GAF/改善率

CBCL 総合得点	初診時 GAF	1 年後 GAF	1 年後改善率
低得点群	44.4 (n=21)	58.4 (n=14)	47.3% (n=14)
高得点群	40.9 (n=28)	58.8 (n=20)	47.2% (n=21)

表 3-20　対象者の YSR 総合得点と 1 年後 GAF/改善率

YSR 総合得点	初診時 GAF	1 年後 GAF	1 年後改善率
低得点群	42.6 (n=28)	62.2 (n=17)	59.1% (n=17)
高得点群	41.8 (n=22)	57.1 (n=17)	41.5% (n=17)

(3) 多変量解析

　主に初診時の所見よりなる上記の諸項目が，どの程度予後（治療転帰）に影響したかを数量的に評価するために，多変量解析の手法を用いて分析を進めた。

　従属変数を 1 年後 GAF とし，独立変数を上記の対象者の属性，精神医学的診断，問題行動，各種質問紙得点とすると，両変数とも量的データとして扱えるので，重回帰分析を施行した。

　項目の多重共線性の問題，つまり独立変数間の線形関係や，各項目のクロス表の結果を検討して，分析に用いることのできる独立変数を取捨選択していった。

　重回帰分析の分散分析表の「求めた重回帰式は予測に役立たない」という帰無仮説 H_0 を検定したが，有意確率は有意水準 $α=0.05$ より小さかった。

　つまり帰無仮説は棄却された。その独立変数の組み合わせは次の 6 項目であった。

　　　対象者の属性
　　　年平均来院回数，同胞数
　　　精神医学的診断
　　　発達障害・パーソナリティ障害
　　　問題行動
　　　家庭内暴力，自傷行為，自殺企図

　これらの項目は，他の項目と比べて，対象者の初診 1 年後 GAF への影響が

82　第Ⅱ部　研究編：思春期のこころの問題の予後

多かったと考えられた。

　表 3-21 に，対象者の初診 1 年後 GAF を従属変数，選択された 6 項目を独立変数とした重回帰分析の結果を示す。

　初診 1 年後 GAF の高さ，すなわち初診 1 年後の適応状態の良さ，と関連していた項目は，来院回数が多い，同胞数が少ない，発達障害あるいはパーソナリティ障害がない，家庭内暴力がない，自傷行為がない，自殺企図がない，などであった。

　逆に，初診 1 年後 GAF への影響が少なかった項目は次のようであった。

　　対象者の属性：性別，同胞順位
　　精神医学的診断：統合失調症，神経症・ストレス関連障害，心因反応（適応
　　　障害），気分障害
　　問題行動：不登校，ひきこもり，いじめ，虐待，非行，摂食障害，薬物乱用，
　　　睡眠障害
　　質問紙：GHQ-28，CBCL，YSR

表 3-21　対象者の初診 1 年後 GAF（適応状態）の重回帰分析

独　立　変　数	標準偏回帰係数（β）	相関係数（r）
平均来院回数	.155	.182
同 胞 数	-.224	-.109
発達障害・パーソナリティ障害	-.227	-.187
家 庭 内 暴 力	-.401*	-.372
自 傷 行 為	-.125	-.062
自 殺 企 図	-.224	-.229
重相関係数（R）	.546*	

*$p < .05$

4．ま　と　め

　本章は，「思春期・青年期のひきこもり等の問題行動の予後（治療転帰）に関する臨床的研究」平成 25 年度-27 年度科学研究費助成事業（学術研究助成基金助成金）基盤研究（C）（課題番号 25510010，研究代表者 倉本英彦）の第一部「申請者が直接治療に携わった事例の診療記録を用いた後方視的調査」（自験例

調査とする）にあたる。

東京都内の精神科診療所である医療法人社団北の丸会・北の丸クリニック（現在は歌舞伎町メンタルクリニック）において，研究代表者が主治医として治療に携わった事例 60 名（男 28 名，女 32 名）を対象者として選んだ。

(1) 対象者の初診時の所見

対象者の初診時の所見である属性，精神医学的診断，問題行動，GHQ-28 得点，CBCL/YSR 得点について単純集計した。そして，初診後の適応状態，つまり予後（治療転帰）の推移について，初診時，半年後，1 年後，3 年後，5 年後の GAF で評価した。

対象者の属性：初診時平均年齢は 15.9 歳（11-19 歳），終診時平均年齢 18.0 歳（13-26 歳），平均来院期間は 29.3ヶ月，平均来院回数は 14.1 回／年であった。家族構成は 59 例中 3 例が母子家庭，本人も含めた同胞数平均 2.1 人（1 - 4 人），同胞順位平均 1.5 番目（1 - 4）であった。

精神医学的診断（重複可）：心因反応（適応障害）23 名，統合失調症 21 名，神経症 19 名，気分障害 11 名，発達障害 9 名，パーソナリティ障害 4 名などであった。

情緒や行動の問題（重複可）:不登校 49 名，ひきこもり 17 名，自傷行為 11 名，自殺企図 9 名，家庭内暴力 9 名，いじめ 5 名，非行 5 名，虐待 5 名，摂食障害 4 名，睡眠障害 2 名，薬物乱用 2 名，性的逸脱 2 名などであった。

初診時の質問紙：GHQ-28 の各尺度平均得点は，身体的症状 3.8 点，不安と不眠 4.5 点，社会的活動障害 3.7 点，うつ傾向 4.0 点，計 16.0 点（0-28 点）であった。

CBCL（親記入）の各尺度得点：「内向尺度」と CBCL 総合得点が臨床域，「ひきこもり」，「不安・抑うつ」と「外交尺度」が境界域にあった。

YSR（本人記入）：「不安・抑うつ・ひきこもり」，「内向尺度」と YSR 総合得点が臨床域，「身体的訴え」が境界域にあった。

適応状態の推移：適応状態は GAF 尺度（0-100）で評価した。初診時平均 42.3（n=60），半年後 57.3（n=56），1 年後 58.6（n=42），3 年後 65.8（n=23），5 年後 66.4（n=7）と改善した。

84　第Ⅱ部　研究編：思春期のこころの問題の予後

　対象者の適応状態は初診後半年から1年でほぼ安定した。初診1年後改善率を予後（治療転帰）の指標とみなして，分析を進めた。

(2) クロス集計の結果

　対象者の所見と1年後GAF／改善率をクロス集計して，それらの関連を分析した。以下，1年後改善率を比較する。

　性別：女48.3%＞男39.1%だが，有意差なし。

　同胞数：同胞1人60.1%＞同胞2人以上40.6%だが，有意差なし。

　同胞順位：同胞順位1番目か2番目以降かで有意差なし。

　来院回数：多来院群（14.1回／年超）68.2%＞寡来院群（14.1回／年以下）28.1%，有意差あり。

　精神医学的診断：統合失調症60.7%＞神経症・ストレス関連障害40.3%＞心因反応（適応障害）39.9%＞発達障害・パーソナリティ障害27.1%＞気分障害19.9%，と続いた。

　問題行動：ひきこもり45.5%＞不登校42.2%＞自傷行為38.9%＞自殺企図38.7%＞家庭内暴力27.1%，と続いた。

　GHQ-28得点：GHQ高得点群（17点以上）50.7%＞GHG低得点群（16点以下）39.9%だが，有意差なし。

　CBCL得点：CBCL低得点群（67点未満）47.3%≒CBCL高得点群（67点以上）47.2%。

　YSR得点：YSR低得点群（68点未満）59.1%＞YSR高得点（68点以上）41.5%だが，有意差なし。

(3) 精神障害と問題行動の併存と1年後改善率

　精神障害・問題行動の併存と1年後改善率の関連をみた。精神障害との併存率が2割以上の問題行動は下記の通りであった。

　また問題行動の併存無しの精神障害の方が，併存有りの精神障害よりも1年後改善率が高い傾向があった。

　統合失調症：不登校≫ひきこもり＞自傷行為＞自殺企図＝家庭内暴力

　神経症：不登校≫ひきこもり＞自傷行為＝虐待

心因反応：不登校≫ひきこもり＝自傷行為

発達障害：不登校≫ひきこもり＞家庭内暴力＝非行

気分障害：不登校≫ひきこもり＞自殺企図

(4) 多変量解析の結果

多変量解析を実施した。対象者の初診1年後GAFを従属変数，1年後GAFに影響があった6項目（平均来院回数，同胞数，発達障害・パーソナリティ障害，家庭内暴力，自傷行為，自殺企図）を独立変数として，重回帰分析を行った。

その結果，1年後GAFの高さ，つまり1年後の適応状態の良さに関連していたのは，来院回数が多い，同胞数が少ない，発達障害・パーソナリティ障害がない，家庭内暴力がない，自傷行為がない，自殺企図がないという条件が挙げられた。

表3-5　対象者の初診時のGHQ-28得点

事例番号	身体的症状	不安不眠	社会的活動障害	うつ傾向	GHQ 計
1	0	2	2	5	9
2	6	3	4	2	15
3	3	2	1	0	6
4	0	2	3	1	6
5	4	6	3	5	18
6	3	6	4	3	16
7	5	2	1	5	13
8	2	6	3	0	11
9	3	6	6	2	17
10	4	5	4	7	20
11	4	5	1	6	16
12					
13	4	3	3	3	13
14	7	7	7	3	24
15	6	6	7	7	26
16	5	5	1	7	18

17	4	2	1	3	10
18	5	4	7	5	21
19	5	4	4	6	19
20	5	3	4	3	15
21	6	4	6	2	18
22	5	7	6	7	25
23	1	3	0	3	7
24	7	7	5	6	25
25	5	5	7	7	24
26	6	5	1	3	15
27	5	5	2	7	19
28	3	2	5	4	14
29	3	5	2	2	12
30	3	6	2	6	17
31	3	3	5	3	14
32	2	6	5	5	18
33	5	5	4	6	20
34	6	7	4	7	24
35	5	7	6	6	24
36	2	4	5	5	16
37	0	5	5	3	15
38	6	5	2	4	17
39	4	5	7	4	20
40	4	6	4	6	20
41	3	4	5	4	16
42	1	4	0	0	5
43	2	3	5	2	12
44	0	0	1	1	2
45	1	6	3	6	16
46	3	5	7	5	20
47	3	3	0	0	6
48	3	4	4	2	13
49	1	0	1	0	2

事例番号					
50	4	6	7	6	23
51	6	1	1	0	8
52	4	5	7	3	19
53					
54	4	3	1	0	8
55	3	6	4	3	16
56	3	4	4	7	18
57	3	7	1	3	14
58	7	6	6	7	26
59	5	7	5	7	24
60	6	7	4	6	23

表 3-8 対象者の初診時の CBCL/YSR 得点

事例番号	ひきこもり	身体的訴え	不安抑うつ	社会性の問題	思考の問題	注意の問題	非行的行動	攻撃的行動	内向尺度CBCL	外向尺度CBCL	CBCL総合得点	身体的訴え	不安うつひきこもり	思考の問題	注意社会性の問題	非行的行動	攻撃的行動	内向尺度YSR	外向尺度YSR	YSR総合得点
1	63	50	73	60	56	50	70	51	68	60	63	50	77	50	68	70	54	72	60	67
2	75	80	57	56	70	56	55	50	71	51	64	60	66	50	65	54	50	66	47	59
3												50	50	50	50	50	50	43	36	37
4	83	50	70	70	74	74	68	79	72	77	80	60	78	64	68	74	50	75	60	72
5	62	54	68	70	50	74	75	80	64	82	77	54	78	53	90	76	77	74	76	85
6	65	61	72	68	79	61	50	57	68	65	70	72	79	81	83	59	62	77	62	79
7	64	66	54	61	50	59	55	59	61	59	61	54	62	61	62	70	56	61	62	64
8	77	55	73	57	73	58	60	50	74	53	63	54	66	50	62	50	50	65	44	54
9																				
10																				
11																				
12	72	50	50	50	56	50	61	52	64	59	59									
13	68	50	75	56	50	63	50	65	69	63	67									
14	70	72	74	67	70	63	69	55	74	60	70	85	89	60	70	73	52	91	60	85
15	80	50	74	80	50	67	71	72	90	74	83	72	89	81	87	75	74	90	74	83

16	70	70	82	50	70	58	55	52	76	54	70	79	89	64	50	50	50	89	40	71
17	58	70	50	50	50	50	50	50	59	47	52	79	54	50	50	50	50	64	38	48
18	70	76	81	57	50	67	55	68	77	67	72	59	63	50	50	50	50	64	50	41
19	75	72	74	67	70	83	50	66	76	64	74	65	65	68	64	52	50	67	49	65
20	73	67	74	60	70	63	54	52	74	54	68	76	72	50	61	50	50	75	43	60
21	70	78	75	50	70	52	50	59	76	58	68	81	73	56	50	57	50	81	52	67
22	78	89	72	56	90	54	71	68	69	75	78	87	86	86	77	71	62	90	67	91
23	59	64	60	50	50	55	50	52	62	53	59	50	50	56	50	50	50	46	44	44
24	58	67	70	59	70	58	50	52	69	51	66	74	56	64	50	50	50	63	38	50
25												74	76	75	50	67	64	77	60	60
26	53	64	77	61	73	59	70	63	71	66	69	79	76	77	50	75	62	79	71	78
27	86	79	82	67	83	78	69	71	83	70	84	87	82	89	83	71	60	87	65	90
28	67	78	75	66	70	69	69	68	68	69	72	85	79	77	77	73	58	84	65	81
29	50	60	56	50	50	58	65	57	55	66	60	50	51	50	50	52	50	50	49	46
30	65	75	68	62	50	55	65	52	71	56	66	65	72	56	56	52	50	73	46	62
31	73	67	85	66	70	63	69	70	77	70	76	72	94	82	80	74	62	90	70	91
32	74	64	73	66	56	63	70	70	72	71	74	65	88	82	77	67	74	87	72	78
33												79	86	82	53	62	50	86	52	76
34																				
35	67	77	68	65	70	60	55	61	72	61	70	72	74	64	67	71	79	75	75	82
36	59	65	74	50	73	53	55	63	69	63	66	50	78	60	50	50	50	73	44	78
37	79	61	86	63	56	61	65	55	77	58	71	59	63	60	67	62	50	64	49	61
38																				
39	73	77	82	60	70	57	50	59	71	58	70	76	81	79	56	62	50	82	54	83
40	68	75	69	63	56	61	55	51	72	53	68	72	78	72	73	71	50	76	50	71
41												72	91	57	62	50	50	83	47	71
42	70	62	70	50	56	59	55	51	69	53	64	53	71	50	72	58	50	71	48	60
43	53	61	50	50	50	50	50	57	54	55	53	66	67	50	50	50	54	69	51	59
44	58	54	50	50	73	50	50	59	54	57	58									
45	66	50	50	50	50	50	63	57	55	56	52	50	67	50	62	58	50	47	63	54
46	70	61	66	73	50	63	69	66	67	67	68	59	63	50	50	50	50	65	47	53
47	80	70	73	73	55	65	63	51	77	55	73	60	67	50	52	50	50	49	65	54
48	72	50	52	63	69	55	69	54	63	56	63	83	55	57	68	54	50	68	47	62

49	53	50	53	56	56	50	63	59	52	60	57	50	50	50	50	58	50	38	42	44
50												54	55	50	50	50	50	55	41	48
51	59	70	62	70	74	69	62	59	66	60	71	81	82	81	62	50	60	81	57	80
52	53	50	53	50	50	50	50	50	52	45	44	60	85	75	58	50	50	79	48	65
53	83	66	75	79	73	76	80	69	77	76	82									
54	80	68	83	70	78	78	76	76	81	78	84	50	50	50	50	66	52	40	57	46
55	62	50	74	60	56	60	50	55	68	55	64	65	74	60	64	50	50	74	49	64
56	58	50	60	52	70	58	50	50	58	48	56	53	78	50	64	73	50	75	57	65
57	53	67	66	50	56	63	50	52	65	51	23	79	78	86	77	67	81	80	75	104
58	63	67	68	60	70	67	50	52	68	51	68	83	86	81	64	71	74	88	73	92
59	65	76	81	60	80	63	55	68	75	66	74	98	90	93	80	83	87	95	90	97
60																				

第4章

思春期のこころの問題の予後②：全国調査
全国の治療者・研究者に対する簡易なアンケート調査

1．全国調査：対象と方法

（1）対　象　者

　本調査の対象者は，精神障害や情緒・行動の問題を持つ児童思春期事例への治療相談対応をしている専門家や援助者を想定している。

　わが国においてその条件を満たす人がたくさん所属している団体は，日本児童青年精神医学会 JASCAP（=Japanese Society for Child and Adolescent Psychiatry）が最有力と考え，すべての会員を対象者にして郵送法による全国調査を実施した。

　2014 年 10 月 15 日現在，日本児童青年精神医学会の全会員数は，精神科医1,633 名，小児科医 312 名，その他の医師 34 名，心理職 942 名，教員 181 名，保育士 23 名，その他看護師・福祉士・指導員など 329 名，計 3,454 名であった。

（2）方　　法
1）調査方法

　2015 年 1 月下旬に質問紙を郵送して，同年 2 月中旬までに返送された回答をまとめた。

　郵送した大型封筒の中身は，本章末〈資料〉に示すように，調査協力依頼文1 枚，アンケート用紙 1 枚，GAF 尺度評価用紙（第 3 章の表 3 - 4 参照）1 枚と，返信用切手を貼った中型封筒であった。

　なお，大型封筒の宛先については，日本児童青年精神医学会事務局の全面的協力により，2014 年 10 月 15 日現在の会員名簿に記載されている氏名と住所宛

92 第Ⅱ部 研究編：思春期のこころの問題の予後

てのタックシールを貼付して，一斉に郵送した。返信用の中型封筒の宛先は筆者が当時所属していた大学にして，差出人の欄は無記名とした。

2) 質問紙の構成

アンケート用紙は，Ⅰ 回答者の年齢，性別，主な職業とその経験を問う属性に関する項目と，Ⅱ 情緒や行動の問題をもつ 16 歳の想定事例の初診時 GAF を 40 と仮定して，その事例に治療的に関わったとして 1 年後のおおまかな GAF を予測して記入する項目，よりなっている。

Ⅱの項目としては，不登校，ひきこもり，家庭内暴力（子どもから親への暴力），いじめ被害，自傷行為，自殺企図，摂食障害，非行（反社会行為），薬物・アルコール乱用，心因反応（適応障害），神経症・ストレス関連障害，うつ病（気分障害），統合失調症，発達障害，の 14 項目を挙げた。

これらの 14 項目を選んだ理由は，自験例調査において挙げた精神障害，情緒や行動の問題と対応させるためであるが，それはとりもなおさず筆者の日常臨床で遭遇する機会の多いものを選択したのである。

なお，想定事例の年齢を 16 歳，初診時 GAF を 40 としたのは，筆者の自験例調査における対象者の初診時平均年齢が 15.9 歳，初診時 GAF が 42.3 であったので，同様の初期条件に設定したかったからである。

3) 分析方法

まず，郵送した質問紙がどのくらい回収されたか，つまり回収率を求めた。

次いで，性，年齢，経験年数，職種による各問題行動の 1 年後予測 GAF を求め，それぞれの相違を検討した。

その次に，本調査における各問題行動別の 1 年後改善率を，自験例調査の結果（第 3 章）と比較検討した。

2．結果と考察

(1) 回 収 率

本調査では，日本児童青年精神医学会事務局より提供を受けた会員名簿を用

いて質問紙を郵送したが，会員の退会，転居，異動などにより，すべての会員には質問紙が届かなかった。実際に会員の手元に届いた質問紙の数を知ることはできなかった。

　回収された質問紙のうち，明らかに不適切であった回答を除いた608回答を分析の対象とした。回収率は17.6%（=608／3,454×100）であった。

　性別では，男312名と女294名（計606名）から回答を得た。回答者の平均年齢は47.7±11.8歳（23-85歳），平均経験年数は19.4±11.7年目（1-60年）であった。

　職種別では，表4-1に示すように，精神科医（児童精神科医，一般精神科医，心療内科医）304名，小児科医61名，他科の医師6名，心理職（臨床心理士，心理技術職，大学教員）172名，その他64名，計607名に分かれた。「その他」に属する教員，看護師，精神保健関係者などの回収率は低かった。

表4-1　対象者の職種別の回収率

職　　種	JASCAP会員数（人）	回　答（人）	回収率（%）
精神科医	1,633	304	18.6
小児科医	312	61	19.6
他科の医師	34	6	17.6
心 理 職	942	172	18.3
そ の 他	533[*1]	64	12.0
計	3,454[*2]	607	17.6

注）[*1]　教員181人，看護師23人，精神保健関係者329人
　　[*2]　2014年10月15日現在

（2）各問題行動の1年後GAF

1）性

　表4-2に，本調査における対象者の男女別にみた各問題行動の1年後予測GAFの平均値を示す。

　自殺企図，摂食障害，非行（反社会行為），神経症・ストレス関連障害，発達障害の5項目において，女子の方が男子より1年後予測GAFが高い傾向があったが，統計学的に有意差があったのは発達障害（$p < .01$）のみであった。

94   第Ⅱ部　研究編：思春期のこころの問題の予後

2）年　齢

　表4-3に，本調査における対象者の年齢別にみた各問題行動の1年後予測GAFの平均値を示す。対象者の平均年齢が47.7歳であったので，年齢が48歳以上を高年齢群，48歳未満を低年齢群として，両者を比較検討した。

　すべての精神障害，情緒と行動の問題において，高年齢群の方が低年齢群より1年後予測GAFが高かった。摂食障害，薬物アルコール乱用，発達障害の3項目以外の11項目において，統計学的に有意な差があった。

3）経験年数

　表4-4に，本調査における対象者の経験年数別にみた各問題行動の1年後予測GAFの平均値を示す。対象者の平均経験は19.4年目であったが，全体の分布を考慮して，経験年数が18年目以上を多経験群，18年目未満を少経験群として，両者を比較検討した。

　すべての精神障害，情緒と行動の問題において，多経験群の方が少経験群より1年後予測GAFが高かった。とくに，不登校，いじめ被害，自殺企図，神経症・ストレス関連障害，うつ病（気分障害），統合失調症では，統計学的に有意な差があった。

表4-2　対象者の性別と各問題行動の1年後予測GAF

| 問 題 行 動 | 男 | | | 女 | | | t 検定 |
	人数	平均値	標準偏差	人数	平均値	標準偏差	
不 登 校	312	57.8	13.2	289	57.5	11.1	n.s.
ひきこもり	312	49.2	10.9	289	48.1	9.9	n.s.
家庭内暴力（子→親）	311	53.3	14.0	283	51.9	11.6	n.s.
いじめ被害	308	58.2	14.2	286	58.0	12.2	n.s.
自傷行為	310	54.4	12.7	286	53.8	11.4	n.s.
自殺企図	308	53.1	14.5	281	53.2	12.2	n.s.
摂食障害	311	52.1	13.3	283	52.7	11.8	n.s.
非行（反社会行為）	309	50.9	13.2	281	52.1	12.4	n.s.
薬物アルコール乱用	303	48.4	13.2	274	46.8	12.4	n.s.
心因反応（適応障害）	310	64.3	15.2	291	64.0	12.0	n.s.

第 4 章　思春期のこころの問題の予後②：全国調査　　95

神経症・ストレス関連障害	309	62.7	15.0	291	63.9	11.5	n.s.
うつ病（気分障害）	308	62.6	14.9	289	61.9	11.4	n.s.
統合失調症	306	54.0	14.5	282	53.8	13.1	n.s.
発達障害	310	54.1	12.1	290	56.7	11.1	**

** $p < .01$

表 4 - 3　対象者の年齢別と各問題行動の 1 年後予測 GAF

問 題 行 動	高年齢群（48 歳以上）			低年齢群（48 歳未満）			t検定
	人数	平均値	標準偏差	人数	平均値	標準偏差	
不 登 校	293	59.5	12.9	308	56.1	11.4	**
ひきこもり	293	49.6	11.5	308	47.9	9.6	*
家庭内暴力（子→親）	288	53.9	14.0	307	51.5	11.9	*
いじめ被害	290	59.3	14.2	306	56.9	12.3	*
自傷行為	291	55.3	13.1	306	53.1	11.0	*
自殺企図	288	55.0	14.3	303	51.6	12.4	**
摂食障害	291	53.4	13.0	304	51.5	12.3	n.s.
非行（反社会行為）	287	53.0	13.5	305	50.2	12.2	**
薬物アルコール乱用	278	48.3	13.3	301	47.0	12.4	n.s.
心因反応（適応障害）	294	65.4	14.4	308	63.1	13.0	*
神経症・ストレス関連障害	293	64.6	14.4	308	62.0	12.3	*
うつ病（気分障害）	292	63.7	14.2	307	60.8	12.4	**
統合失調症	286	55.6	14.1	303	52.4	13.5	**
発達障害	293	55.9	11.8	307	54.9	11.6	n.s.

* $p < .05$　　** $p < .01$

表 4 - 4　対象者の経験年数別と各問題行動の 1 年後予測 GAF

問 題 行 動	多経験群			少経験群			t検定
	人数	平均値	標準偏差	人数	平均値	標準偏差	
不 登 校	232	59.7	12.8	254	55.9	11.4	**
ひきこもり	232	49.8	12.2	254	48.3	9.2	n.s.
家庭内暴力（子→親）	229	54.0	14.3	252	52.1	11.5	n.s.
いじめ被害	227	59.7	14.3	253	56.9	11.7	*
自傷行為	229	55.4	12.7	252	53.8	10.7	n.s.

96　第Ⅱ部　研究編：思春期のこころの問題の予後

自殺企図	228	55.6	14.3	249	51.9	11.9	**
摂食障害	229	53.4	12.5	252	51.7	12.1	n.s.
非行（反社会行為）	226	53.2	13.6	252	51.1	11.4	n.s.
薬物アルコール乱用	223	48.2	13.5	244	47.5	12.2	n.s.
心因反応（適応障害）	232	65.0	13.9	253	63.8	12.3	n.s.
神経症・ストレス関連障害	232	64.8	14.2	253	62.4	11.5	*
うつ病（気分障害）	231	63.4	13.8	253	61.0	12.1	*
統合失調症	229	55.1	14.6	246	52.3	13.1	*
発達障害	232	55.9	11.9	252	55.6	11.6	n.s.

$^*p < .05$　　$^{**}p < .01$

表4-5　対象者の職種別と各問題行動の1年後予測GAF

問　題　行　動	精神科医[a]			小児科医			心理士[b]		
	人数	平均	SD[c]	人数	平均	SD	人数	平均	SD
不登校	300	56.7	12.4	61	59.0	10.6	171	59.7	12.0
ひきこもり	300	48.4	10.5	61	47.8	11.2	171	49.4	9.8
家庭内暴力（子→親）	299	52.2	13.1	59	52.5	13.4	169	53.9	12.3
いじめ被害	298	56.5	13.0	60	59.7	12.9	170	61.0	13.1
自傷行為	299	53.8	12.0	60	53.6	11.5	171	54.8	12.6
自殺企図	295	54.2	13.9	57	51.0	10.8	170	52.8	13.4
摂食障害	299	51.8	11.8	58	54.5	11.9	171	52.2	12.8
非行（反社会行為）	298	48.2	12.3	58	51.5	11.4	169	55.8	11.7
薬物アルコール乱用	294	47.6	12.7	54	47.7	10.5	167	47.3	13.0
心因反応（適応障害）	303	65.3	14.2	60	65.7	13.4	171	64.3	12.4
神経症・ストレス関連障害	303	63.1	13.6	59	63.5	12.8	171	65.3	12.8
うつ病（気分障害）	300	64.4	13.9	59	60.9	12.6	171	60.3	12.0
統合失調症	303	56.7	13.9	52	55.3	13.5	169	50.1	12.4
発達障害	302	53.5	10.7	61	58.8	12.9	172	57.5	12.1

[a] 児童精神科医，一般精神科医，心療内科医
[b] 臨床心理士，心理技術職，大学教員
[c] SD=Standard Deviation（標準偏差）

4）職　　種

表 4-5 に，本調査における対象者のおもな職種別にみた各問題行動の 1 年後予測 GAF の平均値を示す。

なお，職種のうち，「他科の医師」は人数が少ないため，また「その他」は治療相談対応の専門家ではないので，集計から除外した。

したがって，精神科医（児童精神科医，一般精神科医，心療内科医），小児科医，心理士（臨床心理士，心理技術士，大学教員）の三者間で，各問題行動の 1 年後予測 GAF の平均値を比較検討した。

①精神科医と小児科医の比較：精神科医の方が小児科医より 1 年後予測 GAF が高かった項目は，ひきこもり，自傷行為，自殺企図，うつ病（気分障害），統合失調症の 5 項目であった。

逆に，小児科医の方が高かった項目は，不登校，家庭内暴力（子→親），いじめ被害，摂食障害，非行（反社会行為），薬物アルコール乱用，心因反応（適応障害），神経症・ストレス関連障害，発達障害の 9 項目であった。とくに，発達障害では統計学的な有意差があった（$p < .01$）。

②小児科医と心理士の比較：小児科医の方が心理士より 1 年後予測 GAF が高かった項目は，摂食障害，薬物アルコール乱用，心因反応（適応障害），うつ病（気分障害），統合失調症，発達障害の 6 項目であった。とくに，統合失調症では統計学的な有意差があった（$p < .05$）。

逆に，心理士の方が高かった項目は，不登校，ひきこもり，家庭内暴力（子→親），いじめ被害，自傷行為，自殺企図，非行（反社会行為），神経症・ストレス関連障害，の 8 項目であった。とくに，非行（反社会行為）では統計学的な有意差があった（$p < .05$）。

③心理士と精神科医の比較：心理士の方が精神科医より 1 年後予測 GAF が高かった項目は，不登校，ひきこもり，家庭内暴力（子→親），いじめ被害，自傷行為，摂食障害，非行（反社会行為），神経症・ストレス関連障害，発達障害の 9 項目であった。とくに，不登校（$p < .05$），いじめ被害（$p < .001$），非行（反社会行為 $p < .001$），発達障害（$p < .001$）では統計学的な有意差があった。

逆に，精神科医の方が高かった項目は，自殺企図，薬物アルコール乱用，心因反応（適応障害），うつ病（気分障害），統合失調症の 5 項目であった。とく

に，うつ病（気分障害 $p < .01$），統合失調症（$p < .001$）では統計学的な有意差があった。

④**精神科医，小児科医，心理士の違い**：総じて，職種によって日常臨床の場で遭遇することの多い精神障害や問題行動の種類が異なり，接する機会がより多いものほど，親近感を増し，現実的に対処しやすいと考えられる。

本調査では，ある問題行動をもつ初診時16歳，初診時GAF40という初期設定をした事例の治療に携わったと想定して，1年後のGAF，つまり1年後の予後（治療転帰）を予測した。その問題行動に日常的に身近に接している職種の方が，治療展望を抱きやすく，より楽観的な見方，すなわち1年後予測GAFの高値が期待できるのであろう。

たとえば，16歳（高1）の不登校については，心理士がスクールカウンセラーや教育相談の現場で出会うことが圧倒的に多いのではなかろうか。また，16歳の統合失調症であれば，ちょうど発症時期にあたることもあり，精神科医が専門的な治療を開始することが多いのではなかろうか。

上記①②③の結果を，各問題行動ごとに1年後予測GAFの高い職種順にまとめると，次のようになる。統計学的に有意な差がある場合は≫，明らかに差がある場合は＞，差がほとんどない場合は≒とした。

　　　不登校：心理士≒小児科医≫精神科医
　　　ひきこもり：心理士＞精神科医≒小児科医
　　　家庭内暴力（子→親）：心理士＞小児科医≒精神科医
　　　いじめ被害：心理士＞小児科医≫精神科医
　　　自傷行為：心理士＞精神科医≒小児科医
　　　自殺企図：精神科医＞心理士＞小児科医
　　　摂食障害：小児科医＞心理士≒精神科医
　　　非行（反社会行為）：心理士≫小児科医≫精神科医
　　　薬物・アルコール乱用：小児科医≒精神科医≒心理士
　　　心因反応（適応障害）：小児科医≒精神科医＞心理士
　　　神経症・ストレス関連障害：心理士＞小児科医≒精神科医
　　　うつ病（気分障害）：精神科医≫小児科医≒心理士
　　　統合失調症：精神科医＞小児科医≫心理士
　　　発達障害：小児科医＞心理士≫精神科医

図4-1に，職種別にみた各問題行動の1年後予測GAFの平均値を示す。

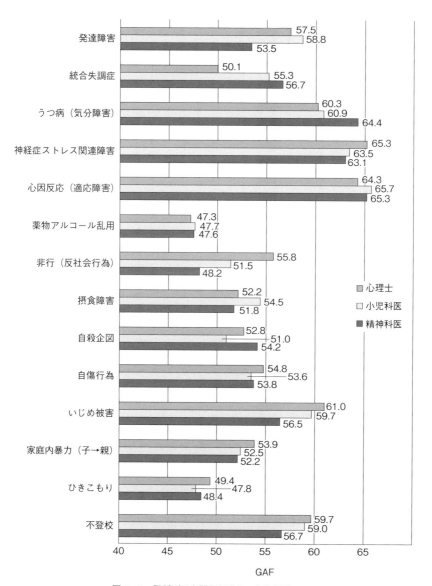

図4-1　職種別の各問題行動の1年後予測GAF

100　第Ⅱ部　研究編：思春期のこころの問題の予後

(3)　1年後改善率の比較：自験例調査と全国調査

　表4-6に，自験例調査と全国調査における各問題行動別の1年後改善率（％）を示す。なお，比較しやすいように，全国調査の各問題行動の1年後改善率（予測）を高いものから降順に並べた。

表4-6　各問題行動の1年後改善率（％）：自験例調査と全国調査

	自験例調査			全国調査			
	人数	平均（%）	SD	人数	平均（%）	SD	
心因反応（適応障害）	17	39.9	42.4	603	60.6	34.4	*
神経症・ストレス関連障害	15	40.3	44.6	602	58.3	33.5	**
うつ病（気分障害）	10	19.9	20.2	599	55.6	33.4	***
いじめ被害	5	34.8	20.3	596	45.2	33.2	
不登校	37	42.2	45.4	603	44.4	30.6	***
発達障害・パーソナリティ障害	8	27.1	33.9	602	38.5	29.3	*
自傷行為	6	38.9	56.1	598	35.4	30.3	
統合失調症	14	60.7	68.2	590	34.8	34.7	
自殺企図	7	38.7	66.8	591	33.1	33.6	
家庭内暴力（子→親）	7	27.1	81.0	596	31.8	32.5	
摂食障害	2	31.9	60.9	596	31.0	31.6	
非行（反社会行為）	1	62.5	−	592	28.8	32.3	***
ひきこもり	16	45.5	58.0	603	21.8	26.4	*
薬物・アルコール乱用	2	36.1	66.8	579	19.1	32.1	

全国調査における1項目下とのt検定を示す　　$* p < .05, ** p < .01, *** p < .001$

　全国調査の1年後改善率（予測）は，ある問題行動を持つ仮想的事例に対する1年後GAFの予測値であり，それから改善率（％）を算出した。児童思春期事例の治療相談に携わっている全国の専門家が多数回答していることから，実際の1年後予後（治療転帰）の数値に近いのではないかと考えられる。

　そこで，全国調査における各問題行動の1年後改善率（予測）を各問題行動の一般的な改善率とみなして，自験例調査において対応する問題行動の1年後改善率と比較してみよう。

　なお，自験例調査において，人数の少なかった摂食障害（2人），非行（反社

会行為　1人），薬物・アルコール乱用（2人）の3項目は比較検討から除外した。

　すると，両者の1年後改善率の大小について，以下のような場合分けができた。

　自験例調査＞全国調査：自験例調査の方が全国調査よりも1年後改善率が明らかに高かった項目は，統合失調症とひきこもりの2項目であった。

　統合失調症の改善率の差については，初診時GAFが自験例調査 36.0 ／全国調査 40 と，自験例調査の初診時GAFが低かったことが大きい。両者の1年後GAFがほぼ等しいので，改善率を計算すると必然的に自験例調査の方が高くなる。が，それを差し引いたとしても，自験例調査の改善率は顕著である。筆者のクリニックは思春期青年期専門の精神科外来として長く活動しており，10代後半に発症することが多い統合失調症の治療経験は豊富である。そのため，全国調査の改善率を上回ったといえるかもしれない。

　ひきこもりの改善率の差については，初診時GAFは自験例調査 40.9 ／全国調査 40 とほぼ等しいので，両者の1年後改善率はそのまま比較できるだろう。自験例調査の改善率が高かったのは，統合失調症と同様に，「社会的ひきこもり」への対応を特化して実践している筆者らの活動（倉本ら 2002）の成果と考えられる。

　自験例調査≒全国調査：自験例調査と全国調査の1年後改善率がほぼ等しかった項目は，不登校，自傷行為，自殺企図，家庭内暴力（子→親）の4項目であった。

　自験例調査の初診時GAFは，不登校 42.8，自傷行為 39.6，自殺企図 41.7，家庭内暴力（子→親）41.7 と，ほぼ全国調査 40 に近いので，1年後改善率はそのまま比較できるだろう。

　不登校と家庭内暴力（子→親）は全国調査の改善率がやや高く，自傷行為と自殺企図は自験例調査の改善率がやや高い傾向があったが，前二者に比べて後二者の方が精神科的アプローチを必要とするからかもしれない。

　あるいは，これら四者への治療相談対応については，治療相談機関や治療者相談者による違いはそれほど大きくないのかもしれない。

　自験例調査の多変量解析の結果では，来院回数が多い，同胞数が少ない，発

102 第Ⅱ部 研究編：思春期のこころの問題の予後

達障害・パーソナリティ障害がないことと並んで，家庭内暴力がない，自傷行
為がない，自殺企図がないことが改善率の高さと関連していた。とくに，自傷
行為，自殺企図，家庭内暴力など，自他への暴力が絡む事例は，どこの治療相
談機関でも対処困難な事態であることは自明といえる。

　自験例調査＜全国調査：全国調査の１年後改善率の方が明らかに高かった項目
は，心因反応（適応障害），神経症・ストレス関連障害，うつ病（気分障害），
いじめ被害，発達障害・パーソナリティ障害の５項目であった。

　自験例調査の初診時 GAF は，それぞれ心因反応（適応障害）45.7，神経症・
ストレス関連障害 45.3，うつ病（気分障害）47.7，いじめ被害 46.0，発達障害・
パーソナリティ障害 43.9 と，全国調査の初診時 GAF の 40 よりも高かった。
１年後 GAF は自験例調査／全国調査ともそれほどの違いはなかったので，改
善率を計算すると，全国調査の方が高くなる。

　これら５項目は，必ずしも児童精神科医のみが専門的に治療に携わるもので
はなく，心療内科医，小児科医，あるいは心理士など児童精神科医以外の専門
家でも対応できる問題行動である。したがって，これらの項目のうち，重度の
ものは精神科医療にまわってきたとしても，その他，軽度から中等度のものは
児童精神科医以外の専門家が診ることになるだろう。そのため，重度の事例が
多かった自験例調査の改善率が，軽―重度の幅広い事例を想定した全国調査の
改善率予測を下回ったものと考えられる。

　図４-２に，各問題行動別にみた自験例調査と全国調査の１年後改善率（％）
を比較する。

第4章 思春期のこころの問題の予後②：全国調査

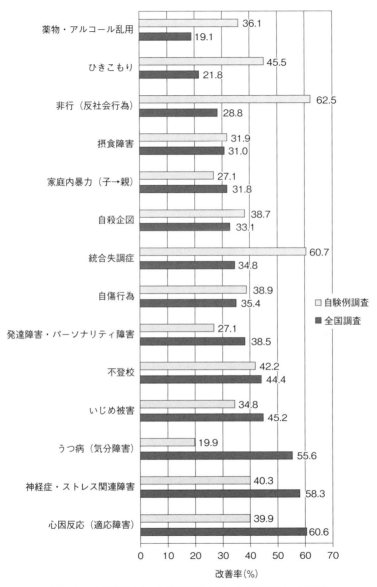

図4-2　各問題行動の1年後改善率（%）：自験例調査と全国調査

104　　第Ⅱ部　研究編：思春期のこころの問題の予後

3. ま　と　め

　本章は，「思春期・青年期のひきこもり等の問題行動の予後（治療転帰）に関する臨床的研究」の第二部「全国の治療者・研究者に対する簡易なアンケート調査」（全国調査とする）にあたる。

　前章の自験例調査で得られた所見と照合して，予後に関するデータの公平性と一般性を確保するために，日本児童青年精神医学会所属の全会員にアンケート調査を実施した。

　日本児童青年精神医学会の会員数は，2014 年 10 月 15 日現在，精神科医 1,633 名，小児科医 312 名，その他の医師 34 名，心理職 942 名，教員 181 名，保育士 23 名，その他看護師・福祉士・指導員など 329 名，計 3,454 名，であった。全会員に，2015 年 1 月下旬に質問紙を郵送してその回収した回答をまとめた。

　質問紙は，本章末〈資料〉のアンケートにみるように，回答者の年齢，性別，主な職業とその経験を問う属性に関する項目と，初診時 16 歳，各問題行動の GAF40（DSM-Ⅳ-R）をもつ想定事例に治療的に関わった場合に 1 年後 GAF の予測値を記入する項目より構成されている。

　後者の項目は，不登校，ひきこもり，家庭内暴力（子どもから親への暴力），いじめ被害，自傷行為，自殺企図，摂食障害，非行（反社会行為），薬物・アルコール乱用，心因反応（適応障害），神経症・ストレス関連障害，うつ病（気分障害），統合失調症，発達障害，の 14 項目を挙げた。

　想定事例の初診時年齢を 16 歳，初診時 GAF を 40 としたのは，自験例調査の事例が初診時平均年齢 15.9 歳，初診時 GAF が 42.3 だったので，同じ初期条件に設定したためである。

　明らかに不適切な回答を除いて，608 名（男 312 名，女 294 名，不明 2 名）から回答が得られた（回収率は 17.6％）。

　回答者の平均年齢は 47.7 歳（23-85 歳），平均経験年数は 19.4 年目（1-60 年目）であった。

　職種別には，精神科医（児童精神科医，一般精神科医，心療内科医）304 名，

小児科医61名），他科の医師6名，心理職（臨床心理士，心理技術職，大学教員）172名，その他（教員，保育士，看護師，福祉士，指導員など）64名，計607名，に分かれた。

　まず，各問題行動の1年後予測GAF，つまり初診1年後の適応状態について，性別，年齢別，経験年数別，職種別に比較検討した。その結果，以下の知見を得た。

　1）男子の方が1年後予測GAFが高かった項目は，ひきこもり，家庭内暴力（子→親），薬物アルコール乱用であった。逆に，女子の方が高かった項目は，非行（反社会行為），神経症・ストレス関連障害，発達障害（$p < .01$）であった。
　2）高年齢群（48歳以上）と低年齢群（48歳未満）を比較したが，すべての精神障害，情緒と行動の問題において，1年後予測GAFは前者の方が高かった。
　3）多経験群（18年目以上），少経験群（18年目未満）を比較したが，同様に，1年後予測GAFは前者の方が高かった。
　4）人数の多い精神科医，小児科医，心理士の三者間で1年後予測GAFを比較した。各問題行動ごとにGAFが高い職種を順に挙げよう。

不登校：心理士≒小児科医≫精神科医
ひきこもり：心理士＞精神科医≒小児科医
家庭内暴力（子→親）：心理士＞小児科医≒精神科医
いじめ被害：心理士＞小児科医≫精神科医
自傷行為：心理士＞精神科医≒小児科医
自殺企図：精神科医＞心理士＞小児科医
摂食障害：小児科医＞心理士≒精神科医
非行（反社会行為）：心理士＞小児科医≫精神科医
薬物・アルコール乱用：小児科医≒精神科医≒心理士
心因反応（適応障害）：小児科医≒精神科医＞心理士
神経症・ストレス関連障害：心理士＞小児科医≒精神科医
うつ病（気分障害）：精神科医≫小児科医≒心理士
統合失調症：精神科医＞小児科医≫心理士
発達障害：小児科医＞心理士≫精神科医

次いで，各問題行動の1年後改善率（％）に関して，自験例調査と全国調査の結果を比較検討した。人数の少ない自験例調査の摂食障害（2人），非行（反社会行為，1人），薬物・アルコール乱用（2人）は除外した。すると，以下の3つに場合分けできた。

　自験例調査＞全国調査：自験例調査の1年後改善率の方が明らかに高かったのは，統合失調症とひきこもりの2つであった。その理由として，筆者の臨床活動の特殊性が考えられる。筆者は思春期青年期専門の精神科外来を30年来続けており，10代後半に発症することの多い統合失調症や，不登校からひきこもりに移行する事例を豊富に診てきた。そのために自験例調査の改善率が高かったのであろう。

　自験例調査≒全国調査：両者の1年後改善率がほぼ等しかったのは，不登校，自傷行為，自殺企図，家庭内暴力（子→親）の4項目であった。それら四者については，治療相談機関や治療相談者に関わらず，治療効果にそれほど大きな差はないと考えられた。

　自験例調査＜全国調査：全国調査の1年後改善率の方が明らかに高かったのは，心因反応（適応障害），神経症・ストレス関連障害，うつ（気分障害），いじめ被害，発達障害・パーソナリティ障害の5項目であった。これは重度の事例を診ている精神科医としての筆者と，軽度から中等度の幅広い事例を診ている大部分の会員による評価の差と考えられた。

〈資料〉

調 査 協 力 依 頼 文

2015 年 1 月吉日

「思春期・青年期の情緒や行動の問題の予後に関するアンケート」
へのご協力のお願い

　時下，ますますご健勝のこととお慶び申し上げます。

　現在，平成 25 年度より 3 年間の科研費・基盤研究（C）助成を受け，「思春期・青年期のひきこもり等の問題行動の予後（治療転帰）に関する臨床的研究」（課題番号 25510010）を行っております。

　ひきこもり等，思春期・青年期の情緒や行動の問題は，わが国で多数みられますが，その予後（治療転帰）に関しては，まだ正確な情報が得られておりません。

　そこで，本研究では，日本児童青年期精神医学会に所属されている全国の（児童）精神科医，心療内科医，小児科医，臨床心理士など，治療・相談に携わっておられる先生方を対象にして，簡単なアンケート調査を実施し，個々の行動の予後（治療転帰）についてのおおまかな情報を得ようとするものです。

　この結果を，すでに実施した自験例の診療録調査に照合することにより，思春期・青年期の情緒や行動の問題の予後（治療転帰）に関する有用な知見が得られるものと期待しております。

　ご多用のところ，お手数をおかけしますが，趣旨をご理解いただき，ご協力の程お願い申し上げます。

　もちろん，この調査へのご協力は任意です。得られたデータは数値化して統計的に処理し，回収したアンケート用紙はすみやかにシュレッダーにて廃棄します。個人情報が外部に漏れないように細心の配慮をいたします。

　研究結果は，国内外の主要な学会で発表し，論文化して投稿する予定です。

　また本研究は，科研費・基盤研究（C）の平成 26 年度分助成金（年間約 80 万円）のみで実施されており，○○大学の利益相反委員会の審査と承認を得ています。

　本研究に関してご質問やご意見がございましたら，下記までご連絡下さい。

○○大学△△研究科　倉本英彦

108 第Ⅱ部 研究編：思春期のこころの問題の予後

アンケート

Ⅰ ご自身のことについておうかがいします。
  1．ご年齢（数字を記入してください） 　　　（ 　　　）歳
  2．性別（どちらかに○をつけてください） 　　 1．男 　 2．女
  3．ご職業（主なものに一つだけ○をつけてください）
    1．児童精神科医　2．一般精神科医　3．心療内科医　4．小児科医
    5．他科の医師　6．臨床心理士　7．その他（ 　　　　）
  4．主なご職業の経験 　　　　　　（ 　　　）年

Ⅱ おおまかな質問です。仮に，以下にあげる情緒や行動の問題のため，初めて
  受診した16歳の方に治療的に関わったとして，1年後にはどうなると思われま
  すか？　用語の厳密な定義やケースの細かい条件等にはこだわらずに，おおま
  かな印象でお答えください。添付の資料（GAF）を参照され，初診時の GAF が
  40 だとして，1年後の GAF の予測値を記入してください。

　　　　　　　　　　　　　　初診時の *GAF40* → 1 年後の *GAF* は？
　　　　1 不登校 ·························
　　　　2 ひきこもり ·····················
　　　　3 家庭内暴力（子どもから親への暴力）·
　　　　4 いじめ被害 ······················
　　　　5 自傷行為 ························
　　　　6 自殺企図 ························
　　　　7 摂食障害 ························
　　　　8 非行（反社会行為）···············
　　　　9 薬物・アルコール乱用 ············
　　　　10 心因反応（適応障害）·············
　　　　11 神経症・ストレス関連障害 ·········
　　　　12 うつ病（気分障害）···············
　　　　13 統合失調症 ·····················
　　　　14 発達障害 ·······················

　　　　　　　　ご協力ありがとうございました
もれなくお答えになったら，この用紙を内封筒（無記名）に入れ，お送り下さい

第 5 章

思春期のこころの問題の予後を考える

　本研究は,「思春期・青年期のひきこもり等の問題行動の予後（治療転帰）に関する臨床的研究」である。

　それは, 前半の自験例調査「筆者が直接治療に携わった事例の診療記録を用いた後方視的調査」と, 後半の全国調査「全国の治療者・研究者に対する簡易なアンケート調査」で構成されている。

　研究を始めた当初は, 思春期・青年期のさまざまな精神障害, 情緒や行動の問題を治療するにあたり, 初診時の所見によって予後（治療転帰）を予測する有効な因子 predictor を見出そうとした。しかし, 実際に分析と探索を進めると作業は難航した。

　そこで, 筆者が直接治療に携わった事例の診療記録を用いた後方視的調査（自験例調査）を実施することにした。対象者を絞り込み, 予後（治療転帰）の指標の同定や予後（治療転帰）に影響を与える臨床的項目などを見出そうと, データを整理していくうちに, ある程度のめどがついてきた。

　そのめどをもとにして, 自験例調査という偏りがちなデータに一般性と公平性を付与するために, 全国の治療者・研究者に対する簡易なアンケート調査（全国調査）も合わせて実施したのである。

　自験例調査はいわばミクロの縦断的調査であるのに対して, 全国調査はいわばマクロの横断的調査である。対照的な両者を突き合わせ, 比較検討した。

　そのため, 自験例調査における対象者の初診時平均年齢 15.9 歳, 初診時平均 GAF42.3 という結果を待って, 全国調査における仮想的事例について, 初診時年齢 16 歳, 各問題行動の GAF40 と設定したのである。

　以下, まず自験例調査から言えること, 次に全国調査から言えること, 最後

110　第Ⅱ部　研究編：思春期のこころの問題の予後

に両者の比較から言えることに分けて，考察を進める。

1．自験例調査から

　ある現象の予測値を推定するためには，同一コホートを時間縦断的に追跡する前方視的研究を実施することが理想的であるが，それには膨大な予算と時間がかかり，本研究のような限られた枠組みの中では成果を挙げることは困難である。

　そのため，診療録を後方視的に調査するデザインを描いたわけであるが，当然のことながら，対象者を選ぶにあたっていくつかの限界があった。

　一つは，対象者の質である。研究の対象者として，筆者が治療に携わった初診時20歳未満の事例のうち，診療情報が十分に備わっており，6ヶ月以上通院した60例を選んだ。それらから最大公約数的に得られた情報は，性別，年齢，家族構成，来院回数，精神医学的診断，問題行動，質問紙（GHQ-28，CBCL，YSR）得点のみであった。家族歴，生活歴，既往歴，現病歴，性格・能力などの病歴や，予後（治療転帰）を予測するために重要と考えられる治療的介入，つまり薬物療法，心理療法，家族療法や環境療法への反応については，共通の変数として取り上げることができなかった。また，筆者の事例が同世代の一般的事例を代表しているかどうかを検証する術はなく，初診後6ヶ月以内に来院しなくなった事例について対照群として調査することは不可能に近かった。

　もう一つは，対象者の量である。5個の精神障害と11個の問題行動について集計したが，問題行動のうち，虐待，非行，摂食障害，薬物乱用，睡眠障害は件数不足のため分析できなかった。これは精神障害と問題行動の併存の影響や予後（治療転帰）の予測因子を推定する際に大きな支障となった。ある問題行動の一般的特徴をつかむためには，各問題行動ごとに少なくとも10例は備える必要があるだろう。

　このような限界のもと，本研究の自験例調査の結果，控えめに言えることは次のようである。

　1）対象者の適応状態は初診後半年から1年間でほぼ安定した。したがって，GAFで評価した初診1年後の改善率を予後（治療転帰）の指標とみなした。も

ちろん，再燃・再発の可能性や，5年，10年規模の長期予後を評価すべきであるが，治療効果の判定においていわゆる one-year follow-up data が多く利用されてきたことは故なしとは言えないだろう（精神科治療学 2013，臨床精神医学 2014）。

　2）対象者の所見のうち，1年後改善率に好意的であった項目は，女性，同胞数1人，来院回数の多さ，であった。性別では，初診時 GAF はほぼ等しかったが，1年後 GAF が女性の方が高かった。これはあくまで筆者の印象に過ぎないが，思春期青年期の事例の場合，精神障害や問題行動の種類によっては，女性の方が回復しやすいものがある。

　たとえば，第6章の「男性の不登校・ひきこもりはなぜ長期化しやすいか」という小論で，筆者はひきこもりを例にとり，「女性は回復の過程で誰かに相談したり援助を求めたりする傾向が強い。だから女性のひきこもりの回復は早くなる。男性はできるだけ自分の力で解決しようとして，なかなか自分の精神的問題を他人に語りたがらない。それが男性のひきこもりが長期化しやすい大きな理由であろう」と述べた。

　同胞数について。これも筆者の印象から推論するが，いわゆる一人っ子の方が幼少期から親の独占的な注意関心を享受しているため，親世代にあたる年上の治療者が受容的支持的に接すると，容易に陽性転移を起こす。そしていわゆる転移性の治癒状態となり，見かけ上は改善したように受け取られるのではないだろうか。

　来院回数の多さは，不安が強いからこまめに来るとも解釈できるが，治療関係が良好で，治療意欲が高いために頻繁に来院するととらえるのが一般的であろう。その逆の場合，つまり治療関係が良好とはいえず，治療意欲が乏しく，来院回数が少ない事例の改善率が低くなることは当然といえる。

　3）初診時の各種質問紙得点は，期待したほど改善率には影響がなかった。

　GHQ-28 については，GHQ 低得点群の方が GHQ 高得点群より初診時 GAF が高かったが，1年後 GAF は両者がほぼ等しかったので，1年後改善率は GHQ 低得点群の方が低くなった。これはあくまで改善率の計算式によるものであり，初診時の GHQ-28 得点の大小にかかわらず，1年後の適応状態は同程度になったのである。これでは，初診時の GHQ-28 は予測因子になり得ない。

112 第Ⅱ部 研究編：思春期のこころの問題の予後

CBCL についても GHQ-28 と同じようなことがいえる。

質問紙の中で唯一使えそうなのが YSR である。初診時 GAF と 1 年後 GAF はどちらも YSR 低得点群の方が高く，1 年後改善率は YSR 低得点群の方が高かった。つまり，初診時 YSR 得点の低さは 1 年後改善率に好意的に働いた。もっとも，この種の質問紙は，予測因子を求めるためよりも，たとえば 1 年後にも同じ質問紙を用いて再評価して各尺度得点の変化をみるために使われている（Achenbach et al. 1995）。

4）精神障害の改善率については，1 年後改善率だけをみると，統合失調症＞神経症・ストレス関連障害≒心因反応（適応障害）＞発達障害・パーソナリティ障害＞気分障害，の順となった。が，精神障害の場合，治療を始めてどれだけ変化したかということより，現在どのくらいの状態なのかということが重要であろう。

1 年後 GAF で比較すると，神経症・ストレス関連障害≒心因反応（適応障害）＞気分障害＞統合失調症＞発達障害・パーソナリティ障害の順となった。

統合失調症は 10 代後半に発症することが多く，筆者が関わった事例のほとんどは初発例であった。初発例に対する薬物療法は効果があり，通院服薬をよく遵守した事例は半年から 1 年間で顕著に改善し，そこそこの適応状態に落ち着いた。

子どもの神経症と心因反応は，他の精神障害と比してもっとも治療効果が期待できる。

発達障害は，幼少期からの特徴的な行動パターンが保持されており，治療による画期的な改善は期待しにくい。

子どもの「うつ病」は，まだその存在自体が疑問視されており（倉本，2014a），併存障害が多いことから治療効果は単純ではない。

5）問題行動の改善率については，件数が少なかった虐待，非行，摂食障害，薬物乱用，睡眠障害を除くと，1 年後改善率は，ひきこもり＞不登校＞自傷行為≒自殺企図＞いじめ＞家庭内暴力，の順となった。後 4 者は攻撃性や暴力と関係しており，治療困難な事例が多いことが知られている。

図 5-1 に示すように，筆者は，日常臨床の中で遭遇することの多い思春期青

年期の攻撃的活動性の仮説的なシェーマを考案した（倉本 1998, 2007）。

　ひとつの軸として場面性を仮定し，家のウチとソトを区別する。
　もうひとつの軸として対象性を仮定し，自向と他向の方向を区別する。
　さらに，症状の消長の順序として，身体化‐行動化‐精神化の同心円構造を付け加える。

　攻撃的活動性の観点からは，自殺は自向，いじめはソト・他向，家庭内暴力はウチ・他向，の代表的な問題行動であり，それぞれの治療は難渋することが多い。それら単独でも，また精神障害と併存した場合はなおさらのこと，改善率が低いのは当然であろう。

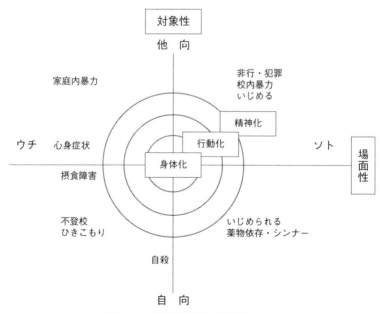

図 5-1　攻撃的活動性の仮説的シェーマ

114　第Ⅱ部　研究編：思春期のこころの問題の予後

2．全国調査から

　この第4章の全国調査では，第3章の自験例調査の限界性を補い，予後（治療転帰）データに関する一般性あるいは公平性を確保するために，全国の治療者・研究者へのアンケート調査を実施した（倉本，2014b）。

　自験例調査との比較可能性を担保するため，自験例調査で挙げた14個の問題行動について，初診時16歳，初診時GAF40の事例を想定し，回答者に治療1年後のGAFを予測してもらった。

　これはまったくの思考実験なのであるが，回答者の中には，「普通はいくつかの併存障害を伴うはずなのに，純粋な問題行動の1年後を予測することなどできるわけない」とあからさまに嫌悪し拒否する方もいた。また質問紙をできるだけ簡素にするためとはいえ，「問題行動の詳しい定義をつけずに名称をあげただけで，厳密さを欠き，あまりに曖昧で回答できない」とした方もいた。

　おそらく，臨床の現場では目の前に起こっている出来事に対処するのが精一杯であり，ある純粋な問題行動の1年後の治療結果を予測するという大胆な思考実験はあまり行われないのではないだろうか。そうした抵抗の大きさが，回収率の低さ（17.6%）につながった可能性がある。

　したがって，606名の日本児童青年精神医学会会員から寄せられた回答の集計結果から言えることだけに絞って考察を進めるが，その前提として次の2つを強調したい。

> ①全国調査では仮想事例の初診時GAFを40に設定したので，自験例調査とは異なり，1年後予測GAFと1年後改善率は線形の関係になる。つまり両者は等しい意味を持つ。
> ②対象者の属性とは，自験例調査では事例そのものの特徴であったが，全国調査では回答者の特徴を表す。つまりここでいう全国調査の分析とは，送付された質問紙に回答者がどう答えたかについての分析を意味する。

以下，対象者の属性による改善率の違いについて述べる。

1）性別による違いをみると，有意差があった項目は発達障害（女子＞男子）のみであった。残りの13項目において有意差はなく，不登校，いじめ被害，自傷行為，自殺企図，摂食障害，心因反応（適応障害），うつ病（気分障害），統合失調症では，改善率がほとんど等しかった。児童青年期の精神障害，情緒や行動の問題を診る治療者側の見方に性差はあまりないといえよう。

2）年齢による違いは明白であった。すべての項目において，高年齢群（48歳以上）の方が低年齢群（48歳未満）よりも改善率が高かった。有意差がなかったのは摂食障害，薬物アルコール乱用，発達障害の3項目のみであった。これは，性別，経験年数や職種よりも一般性と普遍性がある結果と考えられる。治療者の年齢が高くなるということは，思春期事例との年齢差，人生経験や知識の開きが大きくなり，同一視や感情共感性の幅が狭くなる一方，より客観的，受容的，保護的，成長促進的な見方ができる可能性がある。

3）経験年数による違いについては，やはりすべての項目において多経験群（18年目以上）の方が少経験群（18年目未満）よりも改善率が高い傾向があった。この結果は年齢による違いに準じて解釈できるだろう。

4）職種による違いについては，回答者の人数が多かった精神科医，小児科医，心理士の3群で比較検討した。職種によって改善率が高かった問題行動は次のようであった。

精神科医：自殺企図，うつ病（気分障害），統合失調症

小児科医：摂食障害，心因反応（適応障害），発達障害

心理士：不登校，ひきこもり，家庭内暴力（子→親），いじめ被害，自傷行為，非行（反社会行為），神経症・ストレス関連障害

それぞれ，各職種が日常的に取り扱っている精神障害，情緒や行動の問題ではないだろうか。つまり，ある職種がふだん治療相談の対象としている問題行動の改善率は，他の職にくらべて高くなると考えられる。

116　第Ⅱ部　研究編：思春期のこころの問題の予後

3．両者の比較から

　本来，性質も規模も異なる自験例調査の対象者と全国調査の対象者を比較すること自体が無謀な試みなのかもしれない。

　が，自験例調査において人数の少なかった摂食障害，非行（反社会行為），薬物アルコール乱用の3項目を除外して検討した結果，1年後改善率の大小で以下の3つの場合分けができた。

(1)　自験例調査＞全国調査

　これに該当したのは，統合失調症とひきこもりの2項目であった。

　回収率が低いとはいえ，全国調査はわが国の多数の治療者・研究者が回答しているので，一般性と公平性を備えた1年後改善率の予測値と考えられる。それに比して，自験例調査のこの2項目の改善率が圧倒的に高かったことは特筆に値する。

　筆者は，統合失調症に対しては精神科専門医として薬物療法，精神療法およびリハビリテーション活動を，ひきこもりに対しては臨床心理士として個人と家族に対して心理カウンセリングを主体にして対処している。それぞれの精神障害や問題行動の特徴に合わせて，治療相談スタイルを柔軟に変えるように心がけている。それは，治療相談にあずかる専門家はできるだけ多くの引き出しを持っていた方が良いと考えているからである。上記の全国調査でみたように，それぞれの職種が得意／不得意とする問題行動があることは明白であり，問題行動に合わせた治療相談的アプローチをすることが重要であろう。

(2)　自験例調査≒全国調査

　これに該当したのは，不登校，自傷行為，自殺企図，家庭内暴力（子→親）の4項目であった。

　図表には示さなかったが，全国調査における職種別の各問題行動の改善率を細かく見比べてみると，不登校，自殺企図，家庭内暴力（子→親）の3項目において，自験例調査の改善率は全国調査における精神科医の改善率にもっとも

近似していた。つまり，それらの３項目において，精神科医である筆者の事例の１年後改善率は，児童青年期精神医学会所属の全国の精神科医における１年後改善率にもっとも近かったのである。それは，一つには，筆者のクリニックは精神科診療所であり，全国の精神科医療機関と大差ない診断・治療対応をしているからであろう。もう一つは，それらの問題行動への対処は，筆者のみでなく，どこの精神科医も同じように難しさを感じていることを示唆している。

(3) 自験例調査＜全国調査

　これに該当したのは，心因反応（適応障害），神経症・ストレス関連障害，うつ（気分障害），いじめ被害，発達障害・パーソナリティ障害の５項目であった。
　それらの問題行動は，軽症から中等症のものであれば，精神科以外の職種でも対応が可能である。が，自験例については，病理性が深く，疾病性だけでなく事例性のこじれた重症例が多かったために，それらの改善率が全国調査の改善率より低かったのかもしれない。今後，治療経験数を増やしてさらなる検討を試みたい。

4．より良い予後をめざして

(1) 理論と実践の統合

　これまで，本書の前半では思春期のこころの諸問題とそれらの予後についての理論的側面を解説し，後半では筆者が実施した予後についての実証的研究を紹介した。
　筆者がめざしているのは理論と実践の統合である。本書の前半部の理論と後半部の実践を深く読み込んでいくと，思春期のこころの問題の予後についての全体像が浮かび上がってくるであろう。
　医師の仕事は，目の前の患者さんから投げかけられた問いや要求にひとつひとつ丁寧に対応していく日々の営みといえる。しかし，実際には，理論的に説明できないことや，説明できても解決できないことがあまりに多すぎる。そのため，理論を考える以前に，今までの知識や経験をもとにして目の前の出来事に実践的に対処することしかできない場合が多いのである。とくに精神科の臨

床ではその傾向が強いといえる。理論と実践の統合は，はるかかなた何億光年も先のことのように思えてしまう。

　精神神経科学関連の諸分野は，理論先行の分野と，実践先行の分野に大きく分けることができるかもしれない。臨床医学にそれを当てはめると，神経内科は前者であり，精神科は後者の代表といえる。ただし，各分野が好んでそうしているわけではない。人類が到達した諸科学の成果と，目の前の疾病からの要請の均衡でその按配が決定される。精神科は高次の脳機能を扱うために，あまりに複雑な神経回路網の故障を明快に説明し得る理論をまだ見出せないまま，現実に生起している精神疾患への実践的な治療対応を余儀なくされているのである。

　本書の冒頭で触れたヒポクラテスは，『神聖病について』において，てんかんの大発作が神秘的な神的現象ではなく脳に原因がある病であることを明確に指摘した。脳波計やCT，MRIなどの画像診断などまったく想像できない紀元前のギリシャでそう主張したことは驚きを超えた奇跡といえる。もちろん，治療法についてはさしたる記載はないが，てんかんのみでなく他の疾病についても，医師のなすべき対処の仕方を次のように述べている（大橋 1980)。

　　脳によりわれわれは狂気し錯乱し，夜であれ昼であれ不安と恐怖を生じ，不眠，夢中遊行，的はずれの憂慮，慣習への無知，造反が生じる。われわれが以上のあらゆる状態に陥るのは脳に起因し，脳が健全にはたらかず，正常よりも過熱したり冷却したり，湿潤になったり乾燥したり，そのほかふつうには経験しないほどの不自然な障害をこうむったばあいに起こるのである。……。

　　本病においてもほかのすべての疾病においても，病勢を進行させることなく，それぞれの疾病に最も敵対するものを与え，疾病に好適なものを与えず，こうして病勢を弱めなければならない。……。摂生法によって人体に乾と湿，冷と熱とを生じさせることを知る人ならだれでも，有効な治療の時期を判定するならば，潔めと魔術を用いることなく，本病を治癒し得るであろう。

たしかに理論，すなわち科学的に説明し得る疾病の原因，については，人類の知識はまだまだ幼子のようである。だとしても，原因はわからなくてもわからないなりに，病勢を弱めるためにやれることはあるはずである。

一つは，疾病に敵対するものを与えること。すぐに思いつくのは感染症に対する抗生物質の投与であるが，西洋伝来の臨床医学における治療法は，内科外科にかかわらずこのような考え方が主流であろう。

もう一つは，疾病に好適なものを与えないこと。その一部は，疾病が生体内で「生存」あるいは「増殖」しないように，宿主であるヒトの抵抗力，復元力あるいは免疫力を高めることと読み替えられるであろう。ヒポクラテスなら自然治癒力と呼ぶかもしれない。

予後の考え方は後者に近いように思われる。ある部位の癌の病巣を手術で除去し，次いで化学療法と放射線治療で癌組織を根こそぎたたくとする。その過程で生体は疲弊し，抵抗力と免疫力がそがれるため，禿鷹のような他の捕食者の襲撃（多くは病原微生物の侵入）を受けやすくなる。また癌の治療の副作用あるいは後遺症のために生命予後を早めに終える場合も少なくない。ところが，ここで復元力が旺盛な個体は，再発の芽をきっちり押さえ込み，禿鷹の襲撃にあっても難なくこれを撃退し，病勢をそれ以上進ませないのである。

このような良い予後を生み出す力あるいは自然治癒力を獲得するにはどうしたらいいのだろうか。

(2) 本書から言える予後良好の指標

第2章の統合失調症を例にとってみよう。

表2-1（p.35）に，予後因子として「修正可能な因子」と「修正困難な因子」を挙げた。後者は，文字通り，修正するにはかなりの困難を伴うかあるいはもう変えられない条件なので，あえて修正しようとするのはむだな努力かもしれない。変えるべきは前者である。たとえば，次のような心がけがすすめられる。

　1）精神病未治療期間 DUP を短くする。つまり発病から治療を受けるまでの期間を短くするのである。早期発見，早期治療が大切である。

　2）治療アドヒアランスを高める。通院服薬をきちんと守ることが再発防

120 第Ⅱ部 研究編：思春期のこころの問題の予後

止にもっとも重要である。

3）治療継続性を高める。できれば同一治療者，同一治療機関で治療を続けることが望ましい。

4）神経認知機能を高める。薬物療法，認知行動療法，社会生活技能訓練（SST）など，神経認知機能を高める治療に積極的に参加するとよい。

5）病識を得る。統合失調症では，自分の病気に対する正しい認識である病識は乏しいが，病感はあるとされている。病感を手がかりにして，治療を進めて行くうちに，少しずつ病識を得るようにする。

6）社会的サポートを強める。家族，友人（病友も），職場（作業所も）やSNS の仲間，地域精神保健や社会福祉制度などのサポートが何より頼りになる。

　他の精神障害の場合もこれと同様に考えられる。予後不良の因子のうち修正できるものはできるだけ修正し，予後良好の因子はできるだけ活用する方向で対処することが望ましい。

　また予後良好／不良の因子がはっきりせず，具体的にどう行動していいか迷うことがしばしばあるが，そもそも，こうすれば必ず良くなるという打出の小槌などないのが臨床の真実である。その事例ごとに，治療者，当事者と関係者間でよく話し合いながら，ひとつひとつ手探りで対処していくのが王道といえる。

　さらに本書の後半の調査研究（自験例調査と全国調査）から得られたのは次の諸点であった。

1）自験例調査では，初診から１年間の適応状態をみれば，だいたいの予後の見通しが立てられる。

2）自験例調査では，何らかの問題行動を伴わない精神障害の方が純粋にその精神障害の治療に専念できるため，問題行動を伴う精神障害より予後がよかった。

3）自験例調査では，来院回数が多い，同胞数が少ない，発達障害・パーソナリティ障害がない，家庭内暴力がない，自傷行為がない，自殺企図がないことが予後の良さと関連していた。このうち修正可能なのは，

来院をできるだけ頻繁にすることであろう。

4) 全国調査では，治療者の年齢が高く経験が多い方が予後を楽観的に見ていた。

5) 精神科医，小児科医，心理士間で，こころの問題の予後に対する見方が異なっていた。自分がいつも診ている精神障害や問題行動に対しては予後を楽観的に見ていた。

6) 統合失調症とひきこもりの改善率は，自験例調査の方が高かった。

7) 不登校，自傷行為，自殺企図，家庭内暴力の改善率は，両調査でほぼ同じであった。それらの1年後GAF改善率は，不登校42-45％，自傷行為35-39％，自殺企図33-39％，家庭内暴力27-32％であったが，おそらくどこの治療相談機関でも同様なのではないかと推測される。

8) 心因反応（適応障害），神経症・ストレス関連障害，うつ（気分障害），いじめ被害，発達障害・パーソナリティ障害の改善率は，全国調査の方が高かった。それらは精神科で治療を受けるほどでない軽症から中等症のものが多く含まれているので，症状や適応状態のレベルに合った治療相談機関で治療を受けるのが望ましい。

　これらの所見は，実証的な基礎的データであり，良い予後をめざすための直接的な行動の指標にはなりにくいかもしれない。が，目の前の事例を見立てるにあたって，何らかの参考にはなり得るであろう。

(3) 筆者の「より良い予後をめざす」治療

　筆者が日常臨床の場で実践している「良い予後をめざす」治療は，基本的にはヒポクラテスの言うように，予後良好の因子を「活かす」と同時に，予後不良の因子を「殺す」あるいはそのままにしておくやり方である。

　しかし，実際の事例をめぐる条件はあまりに複雑過ぎ，また偶然に生じる事も多いため，マニュアル通りに行かないことがしばしばである。

　これから，不登校とひきこもりを例にとり，筆者がいつも心がけている対応の仕方を紹介しよう。

122　　第Ⅱ部　研究編：思春期のこころの問題の予後

1）不登校への対応（倉本 2003b）

　不登校の子どもに対する家庭での親の対応について，筆者は「押す」と「引く」の二方向で考えている。

　「押す」とは積極的な関心を払い介入していくことで，「引く」とはその逆である。ただし，それには価値判断を与えない。価値判断は子どもに与える影響力の善し悪しで決めるべきで，それぞれ「正」と「負」の対応と名づける（図5-2参照のこと）。

　親の子どもへの理想的な対応法は，次のようにまとめられる。

　第一に，子どもの出方に応じて「押す」と「引く」の対応をうまく使い分けること。つまり，「押せば引け」と「引けば押せ」の間合いとタイミングをうまく見極めるのである。そのためには，親が自分自身の日常の対人関係の特徴を吟味して修正する必要があるだろう。

　第二に，できるだけいつも「正」の対応を実行すること。つまり，子どもがやって欲しいことをやり，言って欲しいことを言い，その逆をしないことである。よく誤解があるのだが，それは子どもを甘やかすことではなく，子どもを理解し，支え，励まし，必要な援助を与えて，自立促進的に接することなのである。

　第三に，父母で協力して歩調を合わせて対応のバランスをとること。たとえば，一方が「押す」対応をしたら他方は「引く」対応をするなど，全体の調和をとり，極端に偏った対応をしないことである。これには，まず夫婦間のコミュニケーションが日頃から円滑に行われ，夫婦円満であることが前提である。

　第四に，日々の対応ばかりに目を奪われないで，子どもに対する絶対的な愛情と信頼を失わないこと。自分たちで産み，慈しんで育ててきた子どもを，学校に行かなくなったくらいでなぜ親は悩み，責め，右往左往するのだろうか。親が心底から子どもに向き合っていないからではないか。子どもの立場を認めずに親の世間体やエゴを優先していないかどうか，よく考えるべきである。

第 5 章　思春期のこころの問題の予後を考える　　123

　次に，不登校の初期対応の原則について強調しておこう。

　学校に行けなくなりはじめの頃は，本人の不安とあせりが強く，親のささ
いな刺激で子どもの不穏な反応を誘発してしまうことがよくある。
　これがこじれると典型的な家庭内暴力に発展することがあるが，この時期
の対応の基本は「落ち着かせること」につきる。
　そのためできるだけ登校刺激や日常生活上の注意はひかえるようにする。
つまり，「正」の「引く」対応に徹するのである。
　本人が「落ち着いて」きて登校意欲が少し出てきた頃にはじめて「押す」
対応を試みるのであるが，状況に応じていつでも「引く」対応にもどれるよ
うにしておくことが大切である。

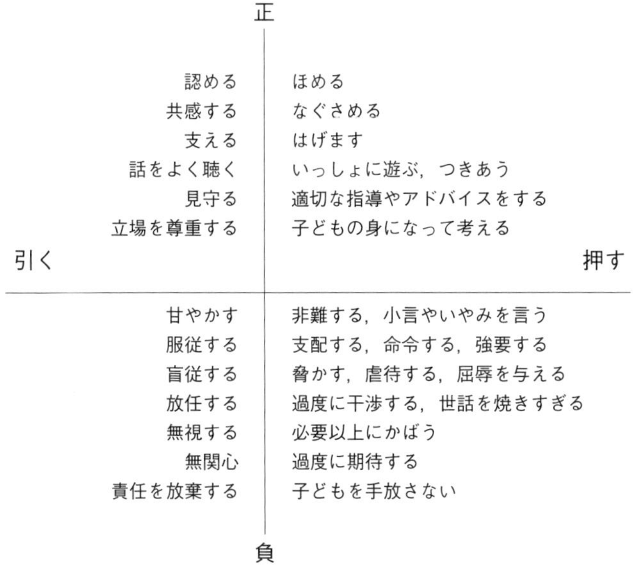

正

認める	ほめる
共感する	なぐさめる
支える	はげます
話をよく聴く	いっしょに遊ぶ，つきあう
見守る	適切な指導やアドバイスをする
立場を尊重する	子どもの身になって考える

引く　　　　　　　　　　　　　　　　　　　　　　　押す

甘やかす	非難する，小言やいやみを言う
服従する	支配する，命令する，強要する
盲従する	脅かす，虐待する，屈辱を与える
放任する	過度に干渉する，世話を焼きすぎる
無視する	必要以上にかばう
無関心	過度に期待する
責任を放棄する	子どもを手放さない

負

図 5-2　「押す」と「引く」，「正」と「負」の対応

124 　第Ⅱ部　研究編：思春期のこころの問題の予後

2）ひきこもりへの対応（倉本 2003b）

不登校がこうじて，筆者が PSW（=Persistent Social Withdrawal 執拗な社会的ひきこもり）と呼ぶ深刻な事態に陥った場合の対応法は，さらなる工夫と忍耐が要る。

　　PSW は次のように定義される。
　　①成人早期までに始まる，6ヶ月以上にわたる，著しく，持続的な社会的ひきこもり
　　②社会的，学業的，あるいは職業的な活動に携わりたがらない
　　③家族以外の親密な友人がまったくかあるいはほとんどいない
　　④心因反応的，一過性あるいは機会性以外の精神症状はほとんどない
　　⑤何らかの身体疾患や他の精神障害（たとえば，統合失調症，うつ病，脳器質性精神障害など）によるものではない

このような特徴を持つのは 20 代の男性であることが多いのだが，子どもの不登校やサラリーマンの出社拒否なども本質的は PSW と同じ事態である。
　こうした執拗な社会的ひきこもりにどう対処したらよいだろうか。

家族の対応：最初から本人が治療相談機関に足を運ぶことは期待できない。たいていは本人への対応に困り果てた家族（おもに親）が相談に来る。そうした場合に筆者は次のようなアドバイスを与えている。
　第一に，子どもが家の中で機嫌よく，のびのびとふるまえるようにしてあげることである。この状態を筆者は「家庭内適応」と呼ぶ。そうするためには，親が一番聞きたいこと，たとえば，「これからどうするつもりなの」などを子どもから言い出す前に聞かないことである。そして，子どもの興味や関心のあるところでの会話やつきあいを心がけて，子どもとの関係を良好に維持することである。この方法を筆者は「雑談療法」と呼ぶ。
　第二に，子どもとのゆがんだ依存／攻撃関係に陥らずに，適度な自律心をはぐくむために，やって欲しいと言われたことだけをやってあげ，それ以外のことは本人任せにすることである。「心をつくして，手をつくすな」ということ。

けだし子育ての名言といえよう。

第三に、家族、特に両親が仲良くすることである。子どものことで両親が互いに罪をなすりつけ合うのではなく、同志として闘うのである。原因を探るのではなく、問題を共に解決するのである。子ども（の問題行動）を変えたいと願っていた親が（自分の問題に気づいて）変わると、子どもが見違えるようによくなることがある。「親が変われば子も変わる」というのはどうも真実のようである。

こうした対応を家で日常的に行っていると、そのうち本人が本音を漏らすようになる。「このままじゃだめだ」「どうしたらいいんだ」「誰かに相談したい」等々。そうした時にはじめて、慎重にことばを選んで、適切な治療相談機関への受診をすすめてみるのである。

治療者の対応：やっとの思いで相談に来られた本人を前にして、治療者（相談員）は次のような配慮をするといいだろう。

まず、来られたことをよくねぎらうこと。初対面の治療者が信用できるかどうか本人にはまだ半信半疑であり、そもそも長い間他人と会話してないので思うようにしゃべれないことが多いものである。

次に、根掘り葉掘り尋ねたりしないで、時間を十分にとって聞き役に徹すること。核心をついた質問、よかれと思った忠告や生半可な分析的解釈の押しつけは、脆く傷つきやすい心にはかえって有害なことがある。本人から説明しないうちは、情報は家族から収集して、あせって本人から聞き出さないようにしよう。

その次に、関係を崩さないことを目標にすること。先の「雑談療法」を主体にして、最初から現実原則を強調しすぎないことが大切である。治療は思ったより長丁場になるので、治療者が無力感にさいなまれずに、本人に対しておだやかな好意と好奇心を抱き続けることができるような工夫をしよう。

さらに、本人のマイナスの要素を指摘することは避け、どんなささいなプラスの要素でも評価し、それをその場で伝えるようにしよう。そうすることは、本人の自然治癒力を引き出すとともに、治療者が敗北主義に陥らないための自戒の効果があるのである。

ひきこもりから立ち直る：家族や治療者の一貫した粘り強い対応で、本人は

126 　第Ⅱ部　研究編：思春期のこころの問題の予後

徐々に自信と意欲を取り戻していくはずである。

　ところで，本人がずっと世間から交わりを絶っていた理由は，いざ社会復帰という段階になってはっきりしてくる。多くの事例では，他者との生身の人間関係や，群れの中での何らかの不適応の問題を抱えている。その点は個人精神療法や家族療法だけではなかなか改善しないものである。

　つまり，社会的ひきこもりを真に克服するには，やはり集団，とくに同年代のグループの中でうまく適応できるように援助することが不可欠なのである。

　人間は社会的存在である。どんな社会であれ，本人が自分の意志と能力で自分の道を切り開いていけるように援助することが，われわれに課されたつとめであるとつくづく感じるこの頃である。

（4）　貝原益軒『養生訓』に学ぶ

　ギリシャのヒポクラテスからいきなり江戸時代の貝原益軒に飛んでしまうが，本章を締めくくるにあたり，『養生訓』から得られる豊かな示唆に触れないわけにはいかない。なぜなら，「良い予後をめざす」ことは「養生する」ことに尽きるからである。

　『養生訓』は江戸時代の儒学者である貝原益軒（1630-1714）が83歳の時に著した書物である。一般庶民が幸せで長生きするための具体的な養生の術が説かれている。近世近代を通じて再販され続けたこの書物が日本人に与えた影響は計り知れないほど大きい。

　ヒポクラテス（コス派）のやり方は，ともすると，病気の自然経過を観察する以外にはほとんど治療的に介入しなかったきらいがある。それが本来の自然予後なのかもしれないが，現代の医学では，むしろ自然治癒をゆるさず医療を施してどれだけ生き延びるかという点を生命予後と考えている。

　そうだとすると，時代により，治療者・施術者により，予後の考え方は大きく異なる可能性がある。が，少なくとも，貝原益軒の『養生訓』は，今日からすると儒教の説教がましさや禁欲のすすめなど時代錯誤を感じさせるところがあるものの，幸せに長生きしようと日々養生する道は，良い予後をめざして健康になろうとするわれわれの志向と重なる部分が多い。

『養生訓』は八巻よりなる。巻第一の序文は，自分のからだを健康に保つのは自分の倫理的責任であるとする儒教的世界観を説いている（以下の引用は，現代語訳 松田道雄「貝原益軒『養生訓』」1977 より）。

　人のからだは
　　人間のからだは父母をもとにし，天地をはじまりとしたものである。天地・父母の恵みを受けて生まれ，また養われた自分のからだであるから，自分だけの所有物ではない。……。自分のからだに備わっているものは，小さな皮膚や髪の毛さえ，父母から受けたものだから，むやみに痛めるのは不孝である。まして大きな生命を，自分ひとりのものと思って，慎まず，思うままに飲食・色欲にふけって，元気をそこない，病を求め，もって生まれた天寿をちぢめて，早く生命を失うことは，天地・父母への最大の不孝で，愚かなことだ。人間としてこの世に生まれてきたら，もっぱら父母・天地に孝をつくし，人倫の道を行い義理にしたがって，出来ることなら幸福になり，長生きして喜び楽しむことが，誰も願うことではないか。……。人生，楽しまないでいいことか。命が短くては全世界の富を得ても仕方がない。財産を山のように積んでも役に立たない。それだから道にしたがって，身体を大事にして長生きをするほど大なるかもしれない幸福はない。……。

この文章を，リストカット（自傷行為），大量服薬（自殺未遂）や過食嘔吐を繰り返す思春期の事例に読ませてみたい気もするが，親との関係が一時的に断絶していることが多い子どもに親孝行を要求するのは拷問に近いかもしれない。しかし，「天地・父母の恵み」とは単なる世の中や親のことではなく，おそらく人を人たらしめるところの，時空を超えた DNA でつながった大きな宇宙なのであろう。その保護のもとで生かされている感覚をつかむと，自分のからだは自分だけのものとは思えなくなり，自分のからだを傷つける必要もなくなるのではないか。からだを大事にして，健康で長生きして，人生を楽しむことこそ大きな幸せといえる。

128 第Ⅱ部 研究編：思春期のこころの問題の予後

心をやすらかに

　心はからだの主人である。この主人を静かに安らかにさせておかねばならぬ。からだは心の下僕である。動かしてはたらかさねばならぬ。心が安らかで静かだと，からだの主人たる天君はゆたかで，苦しみなく楽しむ。からだが動いてはたらけば飲食したものはとどこおらず，血気はよく循環して病気にならない。

　『養生訓』の時代には，心とからだは切り離せない存在であった。西洋の心身二元論の考え方はそもそも発想としてなかったのである。心の健康がからだの健康であり，心はむしろ「天君」という大脳に近い地位を与えられており，からだはそれに従うものとみなされている。

心気を養うには

　養生の術はまず心気を養うのがよい。心を和らかにし，気を平らかにし，怒りと欲とを抑え，憂いと思いを少なくし，心を苦しめず，気をそこなわずというのが，心気を養う要領である。また寝ることを好んではいけない。ながく眠っていると，気が停滞して循環しない。……。酒はほろ酔いがよく，たけなわになるなかばでとめる。食は飽食のなかばにとどめ，腹いっぱいにしてはならぬ。……。また若い時から色欲を慎んで，精気を惜しまないといけない。……。養生の道は病気のない時に用心することにある。……。

　心気を養うために，心はいつも平成にし，怒りや心配を少なくし，惰眠をむさぼらず，酒はほろ酔い，食事は腹八分目，色欲は抑えるのがいい。考えてみればあたりまえのことばかりであるが，現代人がそれをすることがいかに難しいことか。また養生は病にかかってない時にする，つまり日頃の予防が大切である。平時の備えあれば患いなしというべきか。

人生三つの楽しみ

　およそ人間には三つの楽しみがある。第一は道を行なって，自分に間違

いがなく，善を楽しむことである。第二に自分のからだに病気がなく気持
ちよく楽しむことである。第三は長生きしてながく楽しむことである。富
貴であっても，この三つの楽しみがないとほんとうの楽しみはない。だか
ら富貴はこの三楽に入らない。もし心に善を楽しまず，また養生の道を知
らないで，からだに病気が多くて，最後に早死にする人は，この三楽を得
られない。人間であるからには，この三楽を手に入れる計画がなくてはな
らない。この三楽がなかったら，最高に富貴であっても何もならない。

　これに解説はいらないだろう。すべて命あってのことだ。宇宙の長さから比
べれば人生なんてほんの一瞬に過ぎない。お金をいくら持っていても，それだ
けでほんとうの楽しみは味わえない。正しい道を行ない，元気で，長生きして，
大いに楽しもう。それが『養生訓』の教えであり，「良い予後をめざす」最善の
道なのである。

第Ⅲ部　臨床編
現場からみえてくる思春期のこころ

第 **6** 章

精神科臨床の中で考えたこと

1. 安心感の乏しさ（不安）は子どものどこに現れるか
——身体的な症状で／行動上で／精神症状で——

(児童心理 No.949, 17-22, 2012 年)

「先生，私，対人恐怖なんです」と言う患者さんに，筆者は時々，「じゃ，ワンちゃんやネコちゃんは怖いの？」，と尋ねることがある。そうすると，たいがいヒト以外の動物は怖くないと答える。ゴキブリは別として，ゾウやライオンさえ怖くないと言う人もいる。よくよく考えると，たしかにヒトはもっとも怖い「動物」である。村上が指摘するように[1]，これほど大規模な「同種間殺戮」を繰り返してきた生物は，ヒトの他には絶無なのだから。

ところが，「私，不安なんです」という患者さんに，「何が不安なの？」と聞いても，なかなか具体的な答えが返ってこない。「ただ，何となく」とか，「私やっていけるだろうか」，「これからどうしたらいいかわからない」，「また失敗しちゃうんじゃないか」などと，中身は漠然としており，ある状況を想像して（あるいはできなくて）不安がっているので，明確な説明が難しいのである。

心理学的には，漠然とした不安が何かに焦点化されて対象がはっきりしたものを恐怖と呼んでいる。もちろん，行動学的には両者に明確な区別はつけられず，臨床的には恐怖は不安の特殊な一部とみなせる。「対人恐怖」がはらむ内的矛盾や未来志向性を強調して，「対人不安」と言い換えることは許されるであろう。

(1) 不安の概念
1) **不安の哲学**　デンマークのキェルケゴール（1813-1855）は，不安につ

134　第Ⅲ部　臨床編：現場からみえてくる思春期のこころ

いて実存心理学的に分析した最初の哲学者であった[2]。キリスト者たらんとした彼は，自分自身の不安に苦悩しつつも，無垢だった人間が罪あるもの（アダムの原罪）へと質的に飛躍した際の心理状態を不安とした。不安は自由の可能性である。その可能性の現実化に対して人間は恐れをいだきつつ，心惹かれもするという両義性を持っている。したがって，動物にはいかなる不安も見いだされず，無垢である子どもにとっては，不安は「冒険的なるもの・途方もないもの・謎めいたものへの憧れ」という夢見の姿をとるのである。

　その他，ドイツのハイデッガー（『存在と時間』，1927），フランスのサルトル（『存在と無』，1943）などの名だたる実存哲学者が不安について探求しているが，紙面の都合により割愛する。

　2）不安の理論　　不安を語る際，フロイト（1856-1939）に言及しないわけにはいかない。

　フロイトの巨大な学説を紹介するのは筆者の手に余るが，不安理論はその最も中核をなすものであり，時期によって変遷がみられるのが特徴である。ここでは，『精神分析学入門』[3]を参考にして簡潔にまとめよう。不安は現実不安と神経症的不安に分けられる。前者は外界からの危険を認知した際の合目的的な反応であり，逃避反射と結びついている。後者は内界の性的興奮に対する反応である。最初の不安状態は出産時の息苦しさ（出産外傷）から生じ，その後何度も反復して経験される。神経症的不安には二つの形式がある。ひとつは自由に浮動する予期不安であり，もうひとつは恐怖症に伴う不安である。他の形式はヒステリーと強迫神経症である。また，不安の発生は危険に対する自我の反応であり，闘争開始を告げる信号である（信号としての不安）。幼児の不安は現実不安と関係を持つことが非常に少なく，むしろ大人の神経症的不安に近い。幼児の不安は使用されないリビドー（性的エネルギー）から生じ，見失われた愛の対象を，ある外的な対象または状況をもって代理させている。

　3）不安の症状　　不安感情は，必ず身体表出をともなう。顔面紅潮／蒼白，頻脈・動悸，発汗，手指冷感，下痢，口内乾燥，頻尿などの自律神経活動亢進症状をはじめ，ふるえ・筋れん縮・動揺感，背部痛・頭痛，筋緊張，浅呼吸・

過呼吸，易疲労感，驚愕反応，異常感覚，のみくだし困難などがそうである。また，精神症状としては，恐怖感，集中困難，過覚醒，不眠，性欲減退，喉がつまる感覚，胃部不快感などがあげられる[4]。

不安の診断は，次の3点に焦点をあてればそれほど困難ではない[5]。

①**不安の訴え－自覚症状**：不安は苦しいので，本人から言葉でさまざまな訴えがあるのが普通である。が，一人で我慢したり，話しても理解してもらえないと思って語ろうとしない場合（とくに統合失調症）がある。

②**表出－行動上への不安の表れ**：不安は表情，姿態，話しぶり，振る舞いなどにひとりでに現れる。が，不安を意図的に隠そうとしたり，文化的な表出の違いのため適切に把握できない場合がある。

③**身体症状－自律神経症状**：前記の自律神経症状が特徴的だが，うつ気分に多い不眠と食欲低下は少ない。うつ気分では不安がはっきりしないが，焦燥感（あせり）やいらいら感が目立つことがある。

(2) 子どもの不安

1) 子どもの気質　子どもの不安を考える場合，母子関係，虐待，外傷体験，家庭や社会などの養育環境の持つ後天的な影響力は絶大であるが，子ども自身が持って生まれた性質，つまり気質はその大前提をなすものである。

トマスとチェスらは，子どもの行動特性を，「能力」ability，「気質」temperament，「動機づけ」motivation の3つの側面から検討した。そして，行動の形式的側面である気質を次の3つに分類した[6]。

①「手のかからない子ども」easy child

②「手のかかる子ども」difficult child

③「時間のかかる子ども」slow-to-warm-up child

そのうち，②「手のかかる子ども」に問題行動が多く出たという。実際に複数の子育てを経験した母親であれば，子どもによって生来の気質や育てやすさ・にくさに違いがあることは実感しているはずである。

2) 子どもの心身医学的な特徴[7]　子どもの心身医学上の問題の背景には，次の3つがからんでいる。

136 第Ⅲ部 臨床編：現場からみえてくる思春期のこころ

①身体発育：身体発育には，遺伝，胎生期の栄養状態，出産後の栄養・養育環境・後天的疾病などが関与する。

②神経系の発達：ヒトの脳重量は出生時約350gで，成人の1200〜1600gまで片放物線を描いて増加する。脳の神経細胞数は変わらないが，神経繊維の髄鞘化，シナプス形成に伴って中枢神経系の成熟化は成人まで進む。

③行動発達：新生児期にすでに子どもの内因性リズムは母親の睡眠覚醒リズムに同期し始める。授乳やケアを通した母子の精神的関わりは大きい。幼児期になると，遊びを中心とした周囲との関わりの中で，好奇心や自我も芽生え，大人の真似からさまざまな行動を学習してゆく。

また，この時期の特徴として次の4点があげられる。

①身体・神経系すべてにおいて未成熟・未分化である。乳幼児期の脳の神経細胞間のシナプス形成は盛んであり，適度な刺激が，よりよき成長に不可欠である。

②成長・発達の途上であり，低年齢ほどストレスに対する耐性が低い。

③身体疾患に罹患することが成長に影響を与える。免疫抑制剤を使う悪性腫瘍・血液疾患，ネフローゼ症候群など長期化しやすい入院生活，外来への通院服薬，苦痛を伴う検査，などにより二次的な心身医学的問題を生じやすい。

④周囲（保護者・環境）に依存し，影響を受けやすい。たとえば，被虐待児や愛情遮断症候群には，著しい低身長などの成長ホルモン分泌低下がみられる。

3) 乳幼児の不安　何歳くらいから不安を感じ始めるかはっきりしないが，危険の予測や解決に対する無力感を認識する能力を持たない乳児では不安を感じることはない，という[8]。が，生後8ヶ月に見知らぬ人に，目を伏せる，泣き叫ぶ，隠れるといった人見知り反応 stranger anxiety（Spitz, R.）がみられる。また，生後10〜13ヶ月には，愛着 attachment（多くは母親）の対象から離された乳児に分離不安 separation anxiety が生じる。これには，否定的な側面（Bowlby, J. の母性剥奪 maternal deprivation）と肯定的な側面（Mahler, M. S. の分離個体化 separation-individuation），それぞれのとらえ方がある。

4) 子どもの情緒障害と成人の神経症　WHO の診断分類基準であるICD-10[9]の「F93 小児期に特異的に発症する情緒障害」の前書きに，小児期と

青年期に特異的に発症する情緒障害と成人型の神経症性障害を区別する理由が，次の４点あげられている。

①情緒障害の小児の大部分が正常な成人になる。逆に成人の神経症性障害の多くは小児期にはっきりとした精神病理学的前駆を示さず，成人になってから発症する。これら二つの年齢期における情緒障害にはかなりの不連続性が認められる。

②小児期の情緒障害の多くは，それ自体質的に異常な現象というよりは，むしろ正常な発達傾向が誇張されたものである。

③小児における心理機制は成人の神経症のそれとは同じではないかもしれないという理論的仮説が，情緒障害についてしばしば提出されてきた。

④小児の情緒障害は，たとえば恐怖症や強迫性障害のような，特定のものと考えられている障害単位にはっきりとは区別できない。

このような前提のもとで，「F93 小児期に特異的に発症する情緒障害」は，F93.0 小児期の分離不安障害 Separation anxiety disorder，F93.1 小児期の恐怖症性不安障害 Phobic anxiety disorder，F93.2 小児期の社会性［社交］不安障害 Social anxiety disorder，F93.3 同胞葛藤性［抗争］障害 Sibling rivalry disorder，F93.8 他の情緒障害，F93.9 特定不能のもの，と分類されている。

この「F93 小児期に特異的に発症する情緒障害」と「神経症性障害（F40-48）」の違いを決める際には，前記②の「適切に発達しているかどうか」が診断の鍵となる。

ちなみに，「F4 神経症性障害，ストレス関連障害および身体表現性障害」は，F40 恐怖症性不安障害 Phobic Anxiety Disorders，F41 他の不安障害 Other Anxiety Disorders，F42 強迫性障害［強迫神経症］Obsessive-Compulsive Disorders，F43 重度ストレス反応および適応障害 Reaction to Severe Stress and Adjustment Disorders，F44 解離性（転換性）障害 Dissociative（Conversion）Disorders，F45 身体表現性障害 Somatoform Disorders，F48 他の神経症性障害 Other Neurotic Disorders，と分類されている。

（3）おわりに

以上，安心感の乏しさ＝不安，と言い直して，それが子どもの身体，精神，行動上のどこに現れるか，について筆者なりに基本的で周辺的な部分をなぞっ

138　第Ⅲ部　臨床編：現場からみえてくる思春期のこころ

てみた。その多くは，成人に対する知見をそのまま当てはめることができるだろうが，成人にはみられない子ども独特の現象についてはごく表面的な記述にとどまってしまった。それは取りも直さず自らの浅学ぶりを露呈してしまったわけだが，「不安」という感情が持つ，あいまいさ，つかみどころのなさ，根っこの深さと広がりの大きさ，に圧倒される思いであった。おそらくヒトだけが持つ不安への哲学的，心理学的，行動科学的，あるいは生物学的関心は，ヒトがこころを持ったヒトでいる限り，これからもずっと続いていくであろう。

2．親に暴力をふるう子の特徴と対応

（児童心理 No.1007，107-111，2015 年）

家庭内暴力とは，本来は「家庭内で起こる暴力行為」のすべてをさしている。世界中で頻度が高い虐待や夫婦間暴力をも含めるべきであるが，わが国では「日本型親子関係の病理」[1]として，子どもから親への暴力をそう呼ぶことが多い。

(1) 家庭内暴力の特徴

家庭内暴力では，暴力への緊急対応が必要なだけでなく，子どもが不在のまま親のカウンセリングを長期間続けざるを得ないことが多いため，ひきこもりと並んで，精神科・心理臨床の中でも対処が難しい現象である。

警察庁生活安全局の資料[2]によると，平成 24 年度に少年相談や補導活動等を通じて警察が認知した少年による家庭内暴力は 1625 件あった。筆者の臨床的実感からすると，その数は少な過ぎると思われるが，暴力の対象としては，母親 935 件（57.5%），次いで，家財道具等 291 件（17.9%），父親 152 件（9.4%），同居親族 122 件（7.5%），兄弟姉妹 119 件（7.3%）と続いた。母親が被害を受けることが多いのが特徴的である。

家庭内暴力の形態は，一般的に，言葉によるもの（心理的暴力），物に当たるもの（器物損壊）と直接身体的な暴力をふるうもの（身体的暴力）に分けられる。とくに身体的暴力については，その背景やきっかけはどうであれ，加害者（子ども）と被害者（とくに母親）が発生するので，緊急の対応が要請される。

第6章　精神科臨床の中で考えたこと　139

　家庭内暴力の類型には，不登校や非行などの問題行動，あるいは神経症・精神病・パーソナリティ障害などの精神障害を伴うかどうかで分ける方法がある[3]。

　それぞれの類型によって暴力の性質や対処方法が異なるので，家庭内暴力を一括りにして論じることは困難である。

　家庭内暴力の特徴としては，次の諸点があげられる[4]。

　①ほとんど家庭内で起きる（場面性の限定）

　②ほとんど親が攻撃される（対象性の限定）

　③独特の論理構築がみられる（被害的加害者）

　④家族の歴史がゆがんだ形で表現される

また，家庭内暴力が持つ意味[3]としては，次のようなことが考えられる。

　①家族や育った状況に対する抗議

　②親からの自立の試み

　③周囲を意のままに操作する手段

　④母親との共生的関係の再構築

さらに，攻撃性の観点からみると，家庭内暴力は攻撃性が自己の気分や身体に向かわずに家のウチに限定して出現したものであり，自殺を未然に防いでいるとみなせる場合がある。つまり，ひどい家庭内暴力がやっと治まって穏やかになってきた，と安心した矢先に突然自殺されてしまうということがあるので注意を促したい。

(2) 家庭内暴力を疑う

　さて，外来や相談室において，親が家庭内暴力をふるわれていると疑うのはどのような場合だろうか。

　精神病による家庭内暴力では激しく凄惨な暴力に至ることがあるが，たいてい子どもは親が怪我をしないように手加減している。そのため，ふだん親は大怪我をしないし，そもそも身内の恥をさらすようで親としても子どもにやられたとは言いたがらない。実際，外来や相談室で，親が子どもの暴力によって怪我をしたと訴えた場合は，すでに深刻な事態になっていると考えられる。

　したがって，家庭内暴力は早期に発見する必要がある。それは次のような親

の様子からチェックできるだろう。

　　・来談するまでに時間がかかる

　　・強い不安，神経衰弱状態，抑うつ状態に陥り，混乱してうまく話せない

　　・疲れ切って，やつれ，イライラしている

　　・どこか子どもを恐れてビクビクしている

　つまり，打撲や骨折などの身体的外傷からだけでなく，精神状態や全体的な行動などから家庭内暴力を疑い，親に事情を詳しく聞いて対処するのである。

（3）被害を受けた親への対応

　暴力を受けた親の話を聞く場合には，途中でさえぎったり批判したりせずに，話が全部終わるまで受容的・支持的に聞くことが大切である。被害が軽ければ，親はそれだけで落ち着きを取り戻せるが，被害が重くなると，悲嘆し，途方に暮れ，取り乱して，何度も同じことを言ったり，話があちこちに飛んでまとまらなくなったりする。時には，こうなったのは自分の責任だ，もう生きていたくない，いっそ子どもを殺していっしょに死んでしまいたい，などと思いつめてしまうことがある。相談にあたる人は，その場限りの安易な気休めや励ましで済ませずに，受容的・支持的な対応を守りつつ，早めに熟練した精神科医やカウンセラーにつなげるようにする。

　親は子どもから徹底的に責められ，夜も寝かせてくれず，家の中のものはめちゃくちゃに壊され，あげくに手ひどく暴力をふるわれる。親にとって一番痛いところや過去の些細なことを子どもに容赦なく執拗に追及されるので，気持ちがどんどん内向きで後ろ向きになり，しだいに反論したり逃れたりすることすらできなくなってしまう。その状況にとらわれて，まさに出口がなくなってしまう。暴力を受けている親（多くは母親）を孤立させないために，父親，他の家族員，親類，近所や治療者・援助者などに母親がいつでも相談や助けを求められるようなサポート体制をつくることが大切である。

　暴力によって親が著しい身体的精神的ダメージを受けている場合は，親と子を分離する，つまり親子間の距離を遠ざける必要がある。そうすれば，さらなる暴力の被害・加害を生むことなく，お互いに頭を冷やして冷静に考えられるようになるからである。実際には，母親が家から出て，子どもに居場所を知ら

れることなく，ゆっくり休息できるところに避難することが多い。そうして専門家や他の家族員とよく対策を練りながら，母親が避難中の子どもへの連絡や家への復帰の仕方などを決めていくのである。

　もちろん，ただ親子を分離しただけで問題が解決するわけではない。長期的な視野に立って，家族へのカウンセリング（あるいは家族療法）と子ども自身への治療を進めてゆく必要があることは言うまでもない。

(4) 加害する子どもへの対応

　家庭内暴力を起こす子どもの性格は，小心・過敏・完全欲・強迫性・わがまま・強い自尊心・低い耐忍性などの傾向があるとされている[1]。その多くは内弁慶で，外面が「いい子」なので，親が暴力被害を訴えない限り，周りにはほとんど気づかれない。そのような凄まじい二面性を持った「暴君」が，自ら相談にやって来ることはあまりない。まれに本人が来たとしても，親が自分のことをどう話しているか非常に警戒しているので，対応は細やかな気を配る必要がある。

　親に暴力をふるっていることを本人から話し出さないうちに，大人が暴力を止めるように諫めることは，親子関係をそこね，暴力をさらに激化させる危険性をはらむ。というのは，子どもは独特の論理で自己の行為を正当化しており，「自分が悪い」とは決して思わず，多くは「親が悪い，やられて当然だ」と思っているからである。

　本人から相談を受けた者は，できるだけ当たりさわりのない話題を選び，友好的かつ受容的な態度で接して，本人との良好な関係を形成し，それを極力維持することが大切である。だんだん本人がなついてくるにつれ，親の悪口を言ったり，日常生活，学校や友人への不満を述べるようになってくる。そういう時でも，本人への批判的なコメントやよかれと思うアドバイスはできるだけ避け，聞き役に徹したほうがいいだろう。そして，本人の自尊心を傷つけないようにうまく誘導して，早めに専門の治療者につなげるようにするのである。

(5) 外部の機関との連携[6]

　家庭内暴力は，家庭内の人間関係の中で起こっている事なので，被害を受け

142　第Ⅲ部　臨床編：現場からみえてくる思春期のこころ

ている親が訴えないことには第三者が介入することは困難である。警察でさえ，民事不介入の原則を盾にして，現時点で親が暴力をふるわれて大怪我をしている，あるいは家に来た警察官に本人が暴行を加えるなどの刑事事件にならない限り，なかなか動こうとしないのが実情であろう。

　もちろん，本人に自傷他害のおそれが強い場合は，警察官に通報して，精神保健福祉法（第 29 条）による精神科病院への措置入院に踏み切ることができる。また，精神障害者であり，かつ医療および保護のために入院の必要な者は，保護者の同意だけで入院（医療保護入院，同法第 33 条）あるいはその移送（同法第 34 条）をすることができる。

　本人が 18 歳未満の場合は，児童福祉法に基づいて要保護措置（同法第二章第四節）し，児童相談所に送致される。本人が 14 歳以上で傷害事件などを行った場合は，少年法が優先されて家庭裁判所に送致され保護処分を受ける。

　これらは皆，現行の法制度上実行できる緊急対応であるが，一般的には，緊急時に第三者の介入が許されるのは，次の諸条件が満たされている場合とされている。

　①緊急性
　②重大性
　③明白性
　④介入目的の正当性
　⑤介入手段の相当性（正当性，適合性，必要最低限度性）

　実際上は，法的に適正な手段を用いた第三者の介入を要する程の家庭内暴力の事例は少数だと思われる。大部分の事例はそれらの法律の適用範囲外あるいは辺縁に位置するので，家族はどこに相談したらいいか途方に暮れることが多いのである。いずれにせよ，家庭内暴力への対処と治療は困難を極めるので，その方面に熟達した治療者によく相談しながら，事例の特徴に合わせて利用可能な複数の社会資源（民間を含む）と連携をとりながら進めていくことが大切である。

　もちろん，わが国のような民主主義社会では，例外的な場合を除き，あくまで本人の人権と自己決定権を尊重することが基本原則である。周りが本人の意志と権利を無視して強制的な方法で強引に問題解決を図ろうとすると，再び新

たな暴力を生み，将来への禍根を残すことに繋がるで，くれぐれも慎重に進め
ていくべきである。

3．男性の不登校・ひきこもりはなぜ長期化しやすいか

（児童心理 No.908，77-81，2010 年）

　いつでも，どこでも，男性と女性のことは，だれもが強い関心を抱いている。
しかし，われわれは男女のことをどれほど知っているのだろうか？あらためて
聞かれると，実に独りよがりであやふやな根拠に基づいて考えていることが多
いものである。

　性差心理学や性差医学，あるいはジェンダー関係の本をひもとくと，これま
では社会的弱者と見なされていた女性に関するジェンダー研究が盛んであった
が，最近では男性の側にこそ深刻な問題があるのではないかと言われ始めてい
る[1]。本稿で取り上げる男性の不登校・ひきこもりは，その格好な具体例と考
えられる。

　なお，不登校とひきこもりは，類似性は強いがまったく同じ現象というわけ
ではない。ひきこもりの約半数に不登校経験があるという。不登校は「学校に
行かない」こと，ひきこもりは「直接的な対人接触を避けて閉じこもる」こと
を指している。臨床精神科医としての筆者は，前者よりも後者に重きを置いて
いるので，これからは主にひきこもりについて議論することにする。

(1) ひきこもりの規模と性差

　数々の調査研究によってひきこもりの規模（人数）や性差がおおまかにわ
かってきた。しかし，どれも方法論上の弱点や欠陥があり，正確なところは未
だ不明である。なぜなら，ひきこもりの定義が曖昧なばかりか，直接会うこと
が困難なために，診断的な信頼性が確保できないからである。

　が，軽率のそしりを恐れずに，筆者が関わった調査研究の結果から大胆な推
論をしてみたい。

　まず，ひきこもりの人数について。筆者は，一年間に全国の保健所・精神保

144　第Ⅲ部　臨床編：現場からみえてくる思春期のこころ

健福祉センターに相談した「精神病でないひきこもり」の数を少なくとも人口一万人に一人くらいと推測した[2]。くしくも，治療相談機関への受療率は，NHK が 2002 年 10 月から 2005 年 3 月まで実施した「ひきこもりサポートキャンペーン」におけるインターネットメール相談の内容分析によって判明した。受療率はだいたい 5 〜10％だったので，ひきこもりの数は人口 1,000 人に 1,2 人くらいと推測できたのである[3]。

　次に，ひきこもりの性差について。一般的にはひきこもりは男性が圧倒的に多いと思われていたが，上述のネット相談[4]の結果では本人からの相談のうち女性の比率は 42％〜57％であった。つまり性差がほとんど認められなかったのである。しかし，平均ひきこもり期間は，男性 49.6〜66.6 ケ月，女性 31.1〜50.4 ケ月と男性の方が約 1.5 年長かった。平均年齢は，男性 26.9〜27.5 歳，女性 24.8〜25.1 歳と，男性の方が 2 歳以上高かった。つまり，ひきこもりは男性に遅く発症し，長期化しやすいのである。

(2) 関連する情緒や行動の問題

　不登校・ひきこもりは病気ではないので，既成の精神医学的診断を無理に当てはめられない。しかし，多くのケースで何らかの情緒や行動の問題を随伴している。

　近藤ら[5]は，全国 5 ケ所の精神保健福祉センター・こころの健康センターで受け付けた思春期・青年期ひきこもりケースの精神医学的障害について調べた。来談群 97 例は，＜第一群＞統合失調症，気分障害，不安障害など生物学的治療を要する 24 例，＜第二群＞ひきこもりの発現に何らかの発達障害が関連している 22 例，＜第三群＞パーソナリティ障害，神経症傾向など心理社会的支援が中心となる 32 例，診断保留 19 例，に分けられた。特筆すべきは，ひきこもりの定義にもよるが，ほとんどのケースで精神障害が疑われたことや，第一群に女性が多く，第二群に男性が多かったことである。

　このように不登校・ひきこもりと広い意味の精神障害との関連は決して浅くない。そのうち性差がはっきりしている代表的なものを以下にあげよう。

1) 気分障害　　気分障害は気分の上がり下がりを特徴とする精神障害であり，

大きくうつ病と躁うつ病に分けられる。抑うつ状態が生じるのは，社会心理的要因（環境因），体質的素因（内因），内因性うつ病の誘発，うつ病以外の病気の併存，などの場合である[6]。躁うつ病には性差がないが，うつ病は女性が男性の約2倍多い。

　筆者の臨床経験では，不登校・ひきこもり状態の女性に抑うつ状態を認めることが多い。ひきこもりの孤独，寂しさ，家族との衝突や社会復帰をめぐっての不安焦燥感などから抑うつ状態になる場合もあれば，逆に何らかの原因で抑うつ状態になり，意欲低下，対人忌避の結果ひきこもる場合もある。抑うつ状態はたいがい数週間から数ヶ月で回復する。また，女性は回復の過程で誰かに相談したり援助を求めたりする傾向が強い。だから女性のひきこもりの回復は早くなる。男性はできるだけ自分の力で解決しようとして，なかなか自分の精神的問題を他人に語りたがらない。それが男性のひきこもりが長期化しやすい大きな理由であろう。

　2）自殺　　自殺の原因は必ずしも精神障害だけではないが，世界中のほとんどの国において，どの年代でも，自殺既遂は男性に多く，自殺未遂は女性に多いことが知られている。

　筆者は，思春期青年期の問題行動―不登校，ひきこもり，いじめ，家庭内暴力，摂食障害，自殺，非行，薬物依存など―を攻撃性の観点からとらえた[7]。攻撃性のひとつの軸として場面性（家のウチとソト），他の軸として対象性（他向と自向）を仮定する。不登校・ひきこもりはウチ・自向の代表例であり，自殺はおおまかに自向に属する。データ上からも，不登校・ひきこもりには一般人口に比べて自殺が多い。あるいは，不登校・ひきこもりは慢性的な社会的自殺行為と言えるかも知れない。これも男性のひきこもりが長期化しやすい理由であろう。

　3）発達障害　　発達障害は子どもの脳機能の何らかの遅れと解されるが，男児が女児より2倍から4倍多い[6]。中でも，広汎性発達障害と呼ばれる小児自閉症とアスペルガー症候群は，①社会的相互作用（対人関係）の障害，②言葉によるコミュニケーションの障害，③限られた対象への執着，という特徴を有する。これらすべての症状が直ちに社会生活上の支障となり，適切な発達支援教育が行われなかった場合，ひきこもり状態に陥りやすくなる。そして，ひ

きこもりは男性に長期化しやすい。

4) 対人恐怖と不潔恐怖　　対人恐怖は日本人に特有の現象とされ，文化結合症候群と呼ばれることもある。ところが，戦前に多かった対人恐怖の典型的な症状は戦後だんだんと鳴りを潜め，代わりに不登校・ひきこもりに転じたような印象がある。

高野[8]は，対人恐怖と不潔恐怖を対概念としてその精神病理学的特徴を比較考察した。前者は男性に多く他人から自分がどう見られているかという第三者の目を意識する「他者中心的」症状であるのに対して，後者は女性に多く自分が対象をどう感じるかという「自己中心的」症状である。前者は公共（客観）優先，後者は私情（個人）優先といえる。対人恐怖の方が不潔恐怖より回復しにくいのは臨床的事実である。公共に活躍の場を失ったひきこもりは対人恐怖に親和性があり，それは日本の男性に多くかつ長期化しやすい所以と思われる。

(3) 男性の生物学的脆弱性と心理社会的圧力

男性にひきこもりが長期化しやすいという事実の背景にあるのは，男性が生物学的に脆弱なのに加えて，強い心理社会的圧力を持続的に受けることであろう。

1) 生物学的脆弱性[9]　　どこの国でも平均寿命は男性が短く，現在の日本では約七歳の性差があり，拡大中である。がん，心臓病，脳卒中の３大死因の男性の死亡率は女性の２倍である。それには喫煙，大量飲酒，高塩嗜好などの生活習慣が関係している。配偶者に先立たれた男性の１年後までの死亡率は女性の２倍である。独身男性は妻帯者より病気にかかりやすく短命である。離婚した男性はうつ病，アルコール依存，自殺に至りやすい。女性ホルモン（エストロジェン）は生殖年齢期の女性の生理機能を健康に保つ働きがある。が，睾丸から大量に分泌される男性ホルモン（テストステロン）は男性特有の体をつくり食欲や攻撃性を高める一方で，生体の免疫システムの防御能を低下させる。また，ヒトの性染色体は男性がXY型，女性はXX型であるが，雄決定遺伝子を持つY染色体は10万年〜20万年後に死滅すると言われている。

2) 強い心理社会的圧力　　ながらく日本の男性は，「男は仕事，女は家庭」という伝統的な社会的性役割分担意識に囚われてきた。男性性に求められる特性

は，「強さ，感情の抑制，攻撃性，男らしさの誇示」，「権力への欲求，勝ち負け
へのこだわり」[10]などであった。長時間労働，危険な仕事，転勤・昇進，成果
主義，不安定雇用，リストラ・失業，などの過剰なストレス状況下に置かれる
男性を待ち受けていたのは，生活習慣病，うつ病，アルコール依存，過労死，
自殺，犯罪，暴力，家庭崩壊・離婚，あるいはひきこもりなどの心身のうめき
ではなかったのか。

4．震災時の不適応問題

（ストレス科学研究 27，5-10，2012 年）

　正直に言うと，筆者は被災地に長期間赴いて現場で直接対応にあたったわけ
ではない。現場に行けないかわりに，東京都千代田区内の有志の精神科医で
チームをつくり，旧赤坂プリンスホテルにおいて主に福島県より避難されてき
た被災者のメンタルヘルス活動を行った。それだけで先の大震災についての
「不適応問題」を語ろうというのは，いささか不遜あるいは羊頭狗肉の感がしな
いでもない。

　たしかに，筆者はこれまで「社会の動きとこころの変化」や「社会不適応現
象の研究」に興味を持ち，実践的・理論的に取り組んできたことは事実である。
だとしても，先の未曾有の大震災および原発事故—天災と人災の最強最悪の組
み合わせ—はあまりに想定外の大惨事であり，それ以降のわが国の変動ぶり
（凋落ぶり？）も周知のごとくである。

　この巨大で収束予測不能の大惨事に対して，一介の臨床精神科医に何ができ
るのか，ずっと自問自答を繰り返してきたが，結局何もできないのではないか
と自嘲せざるを得ない忸怩たる思いがぬぐえない。

　あるいは，加藤[1]が旧約聖書のヨブ記を引用しながら指摘するように，先の
大震災は大自然に対する畏怖の念をあらためてもつことを促している，といえ
るかもしれない。

　すなわち，エドムのウヅの地にヨブという男がおり，人柄がりっぱで，信仰
もあつく，神を恐れ，悪に遠ざかっていた。ところが，ヨブの信仰を試そうと，
悪魔が神にささやき，ヨブは神のむごい試練を受けることになる。すべての持

148　第Ⅲ部　臨床編：現場からみえてくる思春期のこころ

ち物と財産を取り上げられ，重い病に悩まされたヨブは，自らの正しさを主張し，何の罪もない自分を罰する神を非難する。もがき苦しみ，返答を懇願するヨブに，神ははじめて全能者の知恵を明らかにする。ヨブは無知と思いあがりをさとり，神はヨブに再び繁栄と幸福をよみがえらせたのである。ここで，神を大自然と読み替えると，わが国の状況にあてはまるかもしれない。

　しかし，全能の神などいったいどこにいるのだろうか。

　先の大惨事で亡くなった方の9割は津波による溺死とされている。瞬く間に生と死が峻別された。その時の運としか思えないきわどい分かれ目もあったことだろう。神に救いを求める暇などとてもなかったろうし，ましてや犠牲者が現代の科学技術におごっていたとは到底思えないのである。

　実は，筆者と家族も小さな被災者であった。東京都心のクリニックでは長い横揺れにより棚からはほとんどの書籍や医薬品が床に散乱し，固定電話も携帯電話もつながらず，帰る手段も断たれ，職員数名とともに「帰宅難民」となった。家族は連絡がつかぬままそれぞれ別のところで夜を過ごした。実家がある茨城県水戸市はもっと悲惨だった。お盆に里帰りしたが，お寺の墓石という墓石があらぬ方向を向き，まるでごった煮の鍋のようなありさまだった。液状化のため地盤沈下した親戚の家は今も傾いたままである。けが人が出なかったことがもっけの幸いというべきか。

（1）適応とは

1）ダーウィンの自然選択説　　イギリスのダーウィン（1809-1882）は，1831年から1836年にかけて南米海域等の測量調査を目的としたイギリス海軍の軍艦ビーグル号に乗船し，動植物，化石，地質などの観察を行い，種が時間とともに変化する可能性を見いだした。帰国後，神による創造論から種の転成（進化）論へと転向し，その原因として饑餓，捕食，疾病や事故というきびしい生存競争に勝ち抜く適者生存，つまり自然選択 natural selection の考えを打ちだした。

2）順応と適応

　順応 adaptation とは，生物がその自然的生育環境に，より適合したものに変

化していく過程をいう。その際に自然選択が働き，遺伝的変異を伴うものと伴わないものに分けられる。生存や繁殖に有利な条件を持った個体がその集団の中で増加していく。

適応 adjustment は，順応が受動的であるのに対して，個体が環境に働きかけて環境を変えるという積極的な意味がある。その働きかけがうまくいった場合，個体が環境に対して適切な行動や反応をとれていることになる。適応は外的環境に対してだけでなく，生体の内的環境にも成立する。

3）ハルトマンの自我心理学[2]　　ハルトマン（1894-1970）は，自我のもつ自律性を一次的と二次的に分ける。一次的自律性とは，生来的に備わっている生物学的成熟を基礎にもつ，有機体としての潜在力や能力をいう。二次的自律性とは，発達過程における外部環境との関わりにおいて発生する葛藤に対処し，適応するための自我の働きをいう。内的環境への適応には生体のホメオスターシス（生体恒常性）の不均衡の回復があげられる。また外部環境への適応には，一次的自律機能としての知覚・記憶，思考，知能，言語，運動等の能力や，現実検討，自己の行動に関する予測と判断，統合機能などが働いている。

（2）不適応とは

1）不適応　　不適応 maladjustment とは，生体の環境への適応がうまくいってない状態である。とくに社会的環境に対して適切な行動がとれず，心理的に不安定な場合をいう。具体的には，次のような特徴がある[3]。

①行動と環境との間にあつれき，反発など緊張状態がある。

②精神内界が不安定で，不満感，挫折感がある。

③環境への働きかけによっても，その結果が満足感，充足感をもたらさない。

④環境への反応が後の行動を促すほどの有効性と反復性をもっていない。その派生反応として各種の防衛機制を示す。

2）不適応行動と問題行動　　不適応行動 maladjustment behavior には，前記の定義のような個人と環境の不適合となるあらゆる行動や反応が含まれている。行動は周囲から把握されやすいので，他者からみて「問題あり」と評価される場合は問題行動 Problem behavior と呼ばれる。問題行動には，①反社会的行

動（社会的規範からの逸脱），②非社会的行動（社会参加しないあるいはできない），③習癖，自傷行為の３種類がある[4]。不適応と問題行動の区別は，見方あるいは横断面が異なるだけで，その行動の具体的内容はかなり重なり合っている。

　以下に，実例ではないが仮想的な例をあげよう。

　①不適応だが問題行動ではない事例　自らは悩むが，めだった行動化にはいたらない「自ら悩む」タイプである。

　　　50代の主婦。巨大津波のため近くの原子力発電所が事故を起こし，原子炉が冷却不能になり，炉心融解を起こしてしまった。政府や電力会社が発表する前に，主婦はインターネットの独自のネットワークからこれが破局的な事態であることを知っていた。まわりの外国人はいっせいに本国へ逃げ出していた。政府が避難勧告を出す前に，あわてて自宅を捨て，貴重品と身の回りの物だけをもって家族とともに原子炉から離れた避難所に移った。が，そこは自宅のような冷暖房がそろい何ひとつ不自由のない，ゆったりとした空間ではなかった。小学校の体育館をダンボールで区切った，ほとんど寝る場所だけでプライバシーのない窮屈な空間であった。家族や近所の人はいつもそばにいて，話し相手には困らなかったが，気詰まりで，何か迷惑をかけているんじゃないかと，人の目が気になり，そわそわして落ち着かなかった。時々，動悸，胸騒ぎ，息苦しさ，頭痛，イライラ感，易疲労感，憂うつ感，不眠などの心身の不調を感じることがあるが，持ち前の我慢強さで何とかしのいでいた。避難所の生活から大きく逸れて他人を困らすようなことはなかった。

　②不適応ではないが問題行動の事例　自らは悩まないが，問題となる行動化を起こす「他人を困らせる」タイプである。

　　　20代の男性，無職。中学生の頃から不良仲間とつるんでは，街をうろつき，非行に走っていた。学校はさぼり，教師や親のいうことはきかず，親の金をせびったり，かつあげしたりして遊ぶ金をつくり，勝手気ままに過

ごしていた。ある日，大地震が町を襲い，ほとんどのビルや家屋は倒壊し，あちこちで火災が発生し，多くの死傷者が出た。町は完全に統制を失い無政府状態となった。男は廃墟となった家に忍び込み，空き巣をはたらいた。盗めるだけ盗んだらその家に火をつけて証拠を消した。誰にもみつからず，とがめられないことに味を占めて，男の行動はだんだんとエスカレートしていった。食料品は壊れたコンビニやスーパーから好きなだけ手に入れられた。みれば，他にも歓声をあげてスーパーから商品を略奪していく奴らもいる。自分の悪事を邪魔する奴は，容赦なくたたきのめした。ある日，災害ボランテイアらしき女性を空き地に連れ込んで乱暴しようとしたが，自警団にみつかり，警察に突き出された。

③**不適応でありかつ問題行動である事例**　もっとも多く，「自ら悩む」と同時に，結果的に「他人を困らせる」タイプである。

　60代の男性。もともと漁師だったが，年老いたので家業は息子に譲り，浜辺の家で余生を静かに過ごしていた。釣ったばかりの新鮮な魚をさかなにして晩酌するのが唯一の楽しみであった。珍しく高台の公民館で開かれた漁業組合の寄り合いに出席していた時，突然の大地震に見舞われた。それに引き続き，巨大な波が怒涛の勢いで押し寄せ，浜辺全体をあっという間に飲み込んだ。家にいた糟糠の妻と，沖に出ていた孝行息子は船もろとも流されてしまった。遺体は今も出てこない。家族，住居，財産，仕事，仲間そして思い出など，すべてが海のもくずとなった。たしかに，避難所と違い，最低限の設備が整った仮設住宅はひとりで住むには便利だ。しかし，終日，だれとも顔を合わせることなくひきこもり，妻と息子の遺影をみつめては，大好きな日本酒を朝からごはんがわりに飲むようになった老人は，しだいにやせ細っていった。どうして自分だけ生き残ってしまったんだろう，早く会いに行くから待っていてくれ，とため息交じりに力なく小声でつぶやきながら……。

152　第Ⅲ部　臨床編：現場からみえてくる思春期のこころ

(3) 適応障害

　適応障害 adjustment disorders とは，適応に失敗した結果生じるさまざまな反応をいう。原因としては，①心身の疾患，②性格上の問題，③突然の事故や状況の急変などが考えられる[5]。

　米国精神医学会（APA）が発行する「精神疾患の分類と診断の手引」であるDSM-Ⅳ-TR（Diagnostic and Statistical Manual of Mental Disorders, Fourth Edition, Text Revision, 2000）[6]による適応障害の定義を筆者なりに要約しよう。

　A. はっきり確認できるストレスに反応して 3 ヵ月以内に発症する
　B. そのストレスを受ければこれくらいは予想できるものをはるかに超えた苦悩，あるいは社会的または職業的（学業上の）機能の著しい低下
　C. 他の特定の精神疾患の基準を満たさず，既存の精神疾患や人格障害が単に悪化したものではない
　D. 愛する人の死への通常の反応である死別反応 bereavement はふくめない
　E. ストレスが止んで 6 カ月以内に症状はおさまる。ただし，慢性のストレス，たとえば慢性疾患や離婚後の経済的・情緒的困難など，が持続する場合は遷延することがある。

　また，適応障害は随伴症状によって，抑うつ気分／不安／不安と抑うつ気分の混合／行為の障害／情緒と行為の混合した障害／特定不能，に分類される。

　したがって，適応障害というあまり耳慣れない日本語は，ある特定のストレスへの反応としての情緒や行動の障害をさしており，わが国の伝統的な精神医学の疾病概念からすると心因反応 psychogenic reaction にふくまれると考えられる。前記の不適応（行動）と適応障害は同じものではない。

(4) 死別反応と大うつ病

　愛する人との死別の際は，大うつ病エピソードに特徴的な症状（悲哀感情とそれに伴う不眠，食欲低下，体重減少など）を示すことがある。本人はその抑うつ気分を「正常」とみなしているものである。一般的には，死別後，抑うつ

気分が2カ月以上続かなければ，大うつ病 major depression とは診断しない。

しかし，「正常」な悲嘆反応にはみられない次の症状は，死別反応と大うつ病の鑑別に役立つ。

・死別時に生存者がとったあるいはとらなかった行動以外のことへの罪悪感
・生存者が，自分が死んだ方がましだったあるいはいっしょに死ぬべきだったと感じる以外の死についての考え
・生きていてもしょうがないという病的なとらわれ
・著しい精神運動制止
・長く続く著しい機能の低下
・亡くなった人の声が聞こえた，一過性に姿をみた，と思う以外の幻覚体験

災害を受けた場合の反応

1) 災害の分類　災害は自然災害と人的災害に分けられる。前者には地震，洪水，台風，ハリケーン，竜巻，崖崩れ，火山噴火，干ばつなどがあり，後者には毒物や化学物質による中毒事故，放射能事故，ダムの崩壊，交通機関の事故などの技術的災害がある。が，両者を明確に区別することは時として不可能である[7]。

先の東日本大震災は，巨大かつ広域の地震に引き続いた大津波という自然災害に加えて，津波に直撃された原子力発電所の炉心融解によるまれにみる人的災害，つまり複合災害といえるが，まだまだその被害の全貌や事態収束の糸口はみえてこない。

2) 災害への情緒的反応

①**災害と同時に体験される反応**　災害に不意に襲われた場合，ショック状態，すなわち精神麻痺，非現実感，恐怖感，そして強烈な覚醒状態，誤った知覚，過去の災害記憶の想起，無力感，遺棄感（見捨てられ感），救助願望などがみられる。脱出と避難，守りの姿勢をとる，家族といっしょにいる，他者との親和的行動や英雄的行動を示すことが多いが，激しい精神生理学的反応，錯乱，解離，反応性精神病などの不適応行動を起こすことがある。パニック状態はめったに起きないという[8]。

154   第Ⅲ部　臨床編：現場からみえてくる思春期のこころ

また，災害時あるいは直後に，災害症候群 disaster syndrome と呼ばれる，茫然として，無感動，無表情となり，じっとかたまり，あてもなくさまよい歩くなどの現実感喪失・アパシー行動を呈することがあるが，速やかに高揚した状態に移るかあるいは平素の状態に戻る。

②**災害の後に体験される反応**　災害直後に感じた感覚の麻痺，高揚した気分や安堵感，生き残ったことへの肯定的な気持ちは長く続かない。だんだんと外傷体験へのストレス反応が出てくる。災害時の体験のフラッシュバックや侵入的想起，恐ろしい記憶を伴う強い不安，悪夢，パニックを伴う覚醒，など。災害時の体験を思い出させるあらゆる刺激が引き金になるので，その刺激を避け，感情を遮断する「回避反応」が生じる[7]。

それらの症状は，通常数週間でおさまるので，急性ストレス障害 ASD（=Acute Stress Disorder）と呼ぶ。それ以上，高いレベルで症状が持続する，あるいは数カ月の潜伏期を経て発症する場合を，外傷後ストレス障害 PTSD（=Posttraumatic Stress Disorder）と呼ぶ。

両者は，前記の適応障害と同じく特定のストレス因子への反応であるが，「実際にまたは危うく死ぬまたは重症を負うような出来事」を体験し，目撃し，または直面しており，その反応が「強い恐怖，無力感または戦慄」[6]である特殊な場合をいう。

しかし，適応障害の場合は，そのような強い症状がなくても，社会的あるいは職業的（学業上の）機能が損なわれだけでもそういえるのである。

その他，破局的な体験を生き残った人にみられる生存者症候群 survivor syndrome があげられる。他者のいのちを犠牲にして自分だけが生き残ったという罪責感，消耗感，精神麻痺，怒り，無力感，絶望感，あるいはこれから生き続けるための贖罪，意義づけなどの感情である。

(6)　放射能被害について

先の大震災は多くの人たちの人生観と世界観を激的に変えてしまった。あれ以来，筆者自身も心底から笑うということができなくなった。

実家のすぐ北には，1999 年に JCO 核燃料加工施設で臨界事故を起こした東海村が位置する。また放射性物質を環境中に大量に放出した東京電力福島第一

原子力発電所へも，太平洋岸を北上すればそれほど遠くない。

　わが国では，ヒロシマ，ナガサキ，次いでフクシマは世界に名だたる放射能被ばく地となってしまった[9]。

　こういう言い方は許されないかもしれないが，もし先の大震災が地震と津波だけによる自然災害だったとしたら，その後の展開はまったく別なものになっていたであろう。

　放射能被ばくによる急性および慢性の健康被害への恐れや風評被害だけでなく，かの地のあらゆる産業は深刻な打撃を受け，フクシマの一部は人が住めないいわばゴースト・タウンとなり，多数の避難民・移住民が生まれた。本人の希望とは無関係に，故郷を捨て，「さまよえるフクシマ人」となった避難者が多数いることを忘れてはならない。

　自然災害の場合は，大自然への畏怖を感じたとしても，憤まんのもって行き場はなかなかみつからない。誰かのせいだと責めることもできない。その現実を受け入れてやっていくしかない。将来に備えて二度とこういう目に遭わないために具体的な対策を講じようという発想が出てくる。

　それに対して，放射能被ばくの場合は，ことはそう単純ではない。悪いのはあの原子力発電所，それを作った電力会社，そして愚かな国策のせいだ，と責めの矛先が存在する。

　またいくつかの点で放射能事故は自然災害よりも感染症のモデルに近いとされる。両者の共通点は，被害の持続時間は長く，被害の出現地域は広範で散発的・瀰漫的であり，被害にあっても即時に知覚できない，危険（汚染）のレベルの直感的知覚ができない，被害が出現するまでの時間が長い，内部被ばくの場合は伝染することがあり得る，などがあげられる。

　放射能事故の場合は，さらに遺伝的影響への不安がある[10]。

　風評被害が生じるのは，フクシマは放射能で汚染されているので，「汚い」放射能＝伝染病がうつるから近寄るな，と思われているからかもしれない。だとしたら，科学的根拠のない，まったく嘆かわしい話ではないか。

おわりに

　本書を終えるにあたって，とくに研究代表者として後半（第3，4，5章）の調査研究を実施した感想を述べたい。

　その一つは，予測と実測の違いをあらためて痛感した点である。治療においては，初診時の予後と実際の治療転帰の違いにあたる。

　当初，研究計画を練っていた段階では，第一部の自験例調査の事例数は100例，第二部の全国調査の回答数は1,000件集まると踏んでいた。しかし，蓋を開けてみると，前者は60例，後者は600件にとどまった。奇しくも，両者とも6割しか揃えられなかったのである。その結果，データ不足がたたり，期待していたような画期的な成果は上げられなかったうらみが残る。

　この数字を厳しく，悲観的に見ると，研究計画と詰めの甘さ，実働時間の足りなさなど，改善すべき点がいくつか指摘できるだろう。

　この数字を優しく，楽観的に見ると，研究者ひとりで，まったく対照的な二つの調査を，よくここまでやれたものだ，と感慨にふける自分を想像できる。

　しかし，そのどちらも真実であり，虚偽であることにすぐに気づくだろう。それはあくまで予測だからである。もちろん，誰もが望むように，予測＝実測であれば批判の余地はないであろう。が，作業を進めていくうちに，悲観論と楽観論の両極を揺れ動くのが，実際の姿ではないだろうか。

　予測はしてもいい。いやするべきである。計画を立てるうえで必須のアイテムであるから。それは事業における毎年の予算案みたいなものである。ところが，1年後の決算で実績を数字で出してみると，予算案通りにいくことはあまりない。予算案はいろいろな事情や思惑で変更を余儀なくされるのが常であるから。

　だからといって予算案などつくらない方がいいかといえばそうではない。予算案が立てられなかったら，そもそも事業は成立しないではないか。だれも1

年後の数字を正確に予測できないので，おおまかに数字を入れて，まあこんなもんだろうと納得して予算案を通しているのである。

　臨床の世界でも，事業と同じように，予算案を作ってみるといい。それが予後にあたる。1年後の治療転帰は実績にあたる。そういう経験をたくさん積み上げていくと，初診時に1年後の改善度が予測できるようになるはずである，という期待をこめて本書をまとめたのである。

　感想のもう一つは，この種の報告は一朝一夕にはできないことである。

　筆者は，平成25〜26年度は帝京平成大学専門職大学院心理学研究科教授，平成27年度は明治学院大学心理学部付属研究所研究員として，この調査研究に携わった。スポンサーである科研費の応募申請期間まで含めれば，おそらく5年以上，この問題に取り組んでいる。

　一応，筆者は研究代表者を標榜しているものの，他の研究分担者や研究協力者がいたわけではない。臨床データを扱うので，臨床医のくせなのか，守秘義務にうるさくなってしまい，簡単な事務や集計の作業以外は，他の方に参加を求めなかった。

　それでも，たくさんの方にお世話になった。ひとりひとりお名前は挙げられないが，この書上で感謝申し上げたい。

　また，本書の刊行にあたり，株式会社ナカニシヤ出版の宍倉由髙さんには大変お世話になった。おかげさまで何とか書き上げることができました。
合わせて，感謝申し上げたい。

　きなくさい世界の予後が，少しでも平和になりますように

　　　　　　都心の繁華街の実験的診療所「歌舞伎町メンタルクリニック」にて
　　　　　　　　　　　　　　　　　　　　　　　　　　　　　　倉本英彦

引用文献

第 1 章第 1 節

1) 平凡社（1992）. 哲学事典　平凡社
2) 倉本　英彦（2003）. 思春期のメンタルヘルス　北大路書房
3) 倉本　英彦（2015）. 若者から中年への移行期──いつまでも大人になれない若者たち　齋藤　高雅・高橋　正雄（編）中高年の心理臨床　放送大学教育振興会
4) 宮本　みち子（2012）. 若者が無縁化する──仕事・福祉・コミュニティでつなぐ（ちくま新書 947）筑摩書房
5) 倉本　英彦他（1992）. 青年の洋上国際交流体験における適応過程　日本公衆衛生雑誌, *39*(1), 33-44.
6) Ariès, P.（1960）. *L'enfant et la vie familiale sous l'Ancien Régime*. Paris: Plon.（アリエス, P. 杉山　光信・杉山　恵美子（訳）（1980）.〈子供〉の誕生:アンシァンレジーム期の子供と家族生活　みすず書房）
7) WHO（2014）.〈http://www.who.int/about/copyright/en/〉

第 1 章第 2 節

1) 小学館（1994）. 日本大百科全書（ニッポニカ）小学館
2) 内閣府（2015）. 平成 27 年度版子供・若者白書　内閣府
3) 倉本　英彦（2015）. 働き盛りの中年の心身の健康　齋藤　高雅・高橋　正雄（編）中高年の心理臨床　放送大学教育振興会
4) 大橋　博司（訳）（1980）. 流行病一　ヒポクラテスの医学　田村　松平（責任編集）世界の名著 9　ギリシアの科学　中央公論社
5) 厚生労働省雇用均等・児童家庭局（2008）. 一般精神科医のための子どもの心の診療テキスト　厚生労働省
6) World Health Organization（1993）. *The ICD-10 classification of mental and behavioural disorders : Clinical descriptions and diagnostic guidelines*. Geneva: WHO.（融　道男・中根　允文・小見山　実（監訳）（1993）. ICD-10 精神および行動の障害: 臨床記述とガイドライン　医学書院）
7) 倉本　英彦（2013）. 子どもの問題の包括的評価　児童精神医学から（10 章-1）日本子ども社会学会研究刊行委員会（編）子ども問題事典　ハーベスト社
8) Dulcan, M. K., & Martini, D. R.（1990）. *Concise guide to child and adolescent psychiatry*. Washington, DC: American Psychiatric Press.（ダルカン, M. K.・マルティーニ, D. R. 松浦　雅人（訳）小児・思春期の「心の問題」診療ガイド　メディカル・サイエンス・インターナショナル）
9) 井潤　知美・上林　靖子・中田　洋二郎・北　道子・藤井　浩子・倉本　英彦・根岸　敬矩・手塚　光喜・岡田　愛香・名取　宏美（2001）. Child Behavior Checklist/4-18 日本語版の開発　小児の精神と神経, *41*(4), 243-252.
10) 倉本　英彦・上林　靖子・中田　洋二郎・福井　知美・向井　隆代・根岸　敬矩（1999）. Youth Self Report（YSR）日本語版の標準化の試み── YSR 問題因子尺度を中心に　児童青年精神医学とその近接領域, *40*(4), 329-344.
11) 倉本　英彦（2003）. 思春期のメンタルヘルス　北大路書房
12) 倉本　英彦・稲村　博・中久喜　雅文・Barrett, S.（1993）. 不登校の類型化の一試み（第一報）──日米の事例比較より──　日本社会精神医学会雑誌, *2*, 49-60.
13) 倉本　英彦・稲村　博・中久喜　雅文・Barrett, S.（1995）. 不登校の類型化の一試み（第二報）──事例呈示と比較文化精神医学的考察──　日本社会精神医学会雑誌, *3*, 130-141.

160 引用文献

14) 倉本 英彦（2003）．ひきこもりの予後　精神医学, *45*(3), 241-245.

第2章第1節

1) 小川 鼎三（1964）．医学の歴史（中公新書39）中央公論社

2) 大橋 博司（訳）(1980)．予後 ヒポクラテスの医学　田村 松平（責任編集）世界の名著9　ギリシアの科学　中央公論社

3) 聖隷三方原病院 症状緩和ガイド E.予後の予測〈http//www.seirei.or.jp/mikatahara/doc_kanwa/index.html〉（2015年6月8日アクセス）

第2章第2節

1) 倉本 英彦（2013）．統合失調症 児童精神医学から10章-8　日本子ども社会学会研究刊行委員会（編）子ども問題事典　ハーベスト社

2) Bleuler, M. (1960, 1975). *Lehrbuch der Psychiatry* (13th ed.). Berlin: Springer.

3) 小川 一夫（2014）．統合失調症の長期予後　臨床精神医学, *43*(10), 1415-1420.

4) 大熊 輝雄（2013）．現代臨床精神医学（改訂第12版）金原出版

5) 樋口 輝彦・市川 宏伸・神庭 重信・朝田 隆・中込 和幸（編）(2016)．今日の精神疾患治療指針（第2版）医学書院

6) 兼子 幸一（2016）．統合失調症の治療予測因子 樋口 輝彦・市川 宏伸・神庭 重信・朝田 隆・中込 和幸（編）今日の精神疾患 治療指針（第2版）医学書院

7) 三浦 智史・神庭 重信（2016）．双極性障害および抑うつ障害の疾患概念　樋口 輝彦・市川 宏伸・神庭 重信・朝田 隆・中込 和幸（編）今日の精神疾患 治療指針（第2版）医学書院

8) Sadock, B. J., Sadock, V. A., & Ruiz, P. (2014). *Kaplan & Sadock's synopsis of psychiatry: Behavioral sciences/Clinical psychiatry* (11th ed.). Philadelphia, PA: Lippincott Williams & Wilkins.（サドック, B. J.・サドック, V. A.・ルイーズ, P. （編著）井上 令一（監修）四宮 滋子・田宮 聡（監訳）(2016)．カプラン臨床精神医学テキスト：DSM-5 診断基準の臨床への展開（第3版）メディカル・サイエンス・インターナショナル）

9) American Psychiatric Association (2013). *Diagnostic and statistical manual of mental disorders* (5th ed.). Arlington, VA: American Psychiatric Association.（日本精神神経学会日本語版用語（監修）高橋 三郎・大野 裕（監訳）染谷 俊幸・神庭 重信・尾崎 紀夫・三村 將・村井 俊哉（訳）(2014)．DSM-5 精神疾患の診断・統計マニュアル　医学書院）

10) 川口 彰子・渡辺 範雄（2014）．社交不安障害の長期予後　臨床精神医学, *43*(10), 1441-1444.

11) 中尾 智博（2016）．強迫症　樋口 輝彦・市川 宏伸・神庭 重信・朝田 隆・中込 和幸（編）今日の精神疾患 治療指針（第2版）医学書院

12) 實松 寛晋（2014）．強迫性障害の長期予後　臨床精神医学, *43*(10), 1445-1450.

13) 西園 マーハ文（2016）．神経性やせ症　樋口 輝彦・市川 宏伸・神庭 重信・朝田 隆・中込 和幸（編）今日の精神疾患 治療指針（第2版）医学書院

14) 西園 マーハ文（2014）．摂食障害の長期予後　臨床精神医学, *43*(10), 1451-1455.

15) 山下 達久（2016）．神経性過食症　樋口 輝彦・市川 宏伸・神庭 重信・朝田 隆・中込 和幸（編）今日の精神疾患 治療指針（第2版）医学書院

16) Schneider, K. (1934, 1936). *Psychiatrische Vorlesungen für Ärzte* (2nd ed.). Leipzig: Georg Thieme Verlag.（シュナイダー, K. 西丸 四方（訳）(1977)．臨床精神病理学序説　みすず書房）

17) 平島 奈津子（2016）．境界性パーソナリテイ障害　樋口 輝彦・市川 宏伸・神庭 重信・朝田 隆・中込 和幸（編）今日の精神疾患 治療指針（第2版）医学書院

18) 林 直樹（2014）．境界性パーソナリテイの長期予後　臨床精神医学, *43*(10), 1457-1463.

19) 神尾 陽子（2016）．自閉スペクトラム症　樋口 輝彦・市川 宏伸・神庭 重信・朝田 隆・中込 和幸（編）今日の精神疾患 治療指針（第2版）医学書院

20) 神尾 陽子（2014）．自閉症スペクトラム症の長期予後　臨床精神医学, *43*(10), 1465-1468.

21) 渡部 京太（2016）．注意欠如・多動症/注意欠如・多動性障害　樋口 輝彦・市川 宏伸・神庭 重信・朝田 隆・中込 和幸（編）今日の精神疾患 治療指針（第2版）医学書院

第 2 章第 3 節

1) 倉本 英彦 (2007). つまずく若者たち　日本評論社
2) 倉本 英彦 (2015). 若者と自殺——自験例より——　大分いのちの電話通信, 第 88 号, 2-3.
3) 高橋 祥友 (2014). 自殺の危険——臨床的評価と危機介入 (第 3 版)　金剛出版
4) 衛藤 暢明・河西 千秋 (2014). 自殺未遂の長期予後. 臨床精神医学, *43*(10), 1480-1493.
5) 飛鳥井 望 (1994). 自殺の危険因子としての精神障害——生命的危険性の高い企図手段をもちいた自殺失敗者の診断学的検討——　精神神経学雑誌, *96*, 415-443.
6) 張 賢徳 (2006). 人はなぜ自殺するのか——心理学的剖検調査から見えてくるもの　勉誠出版
7) 高橋 祥友 (2016). 自殺予防　樋口 輝彦・市川 宏伸・神庭 重信・朝田 隆・中込 和幸　今日の精神疾患治療指針 (第 2 版)　医学書院
8) Sadock, B. J., Sadock, V. A., & Ruiz, P. (2014). *Kaplan & Sadock's synopsis of psychiatry: Behavioral sciences/Clinical psychiatry* (11th ed.). Philadelphia, PA: Lippincott Williams & Wilkins. (サドック, B. J.・サドック, V. A.・ルイーズ, P. (編著) 井上 令一 (監修) 四宮 滋子・田宮 聡 (監訳) (2016). カプラン臨床精神医学テキスト：DSM-5 診断基準の臨床への展開 (第 3 版) メディカル・サイエンス・インターナショナル)

第 3, 4, 5 章

Achenbach, T. M. (1991). *Integrative guide for the 1991CBCL/4-18, YSR, and TRF-Profiles*. Burlington, VT: University of Vermont, Department of Psychiatry.

Achenbach, T. M. et al. (1995). Six-year predictors of problems in a National sample: Ⅲ. Transitions to Young Adult Syndromes. *Journal of the American Academy of Child & Adolescent Psychiatry, 34*(5), 658-669.

American Psychiatric Association (2000). *Diagnostic and Statistical Manual of Mental Disorders, Fourth Edition Text Revision(DSM-Ⅳ-TR)*. Washington, DC: American Psychiatric Association

井潤 知美他 (2001). Child Behavior Checklist/4-18 日本語版の開発　小児の精神と神経, *41*(4), 243-252.

倉本 英彦 (1998). 思春期青年期の問題行動と攻撃性の精神病理——対人的外傷体験と因果連関性の観点から　思春期青年期精神医学, *8*(1), 11-20.

倉本 英彦 (2001). ひきこもりの現状と展望——全国の保健所・精神保健福祉センターへの調査から——　こころの臨床 à・la・carte, *20*(2), 231-235.

倉本 英彦 (2003a). ひきこもりの予後　精神医学, *45*(3), 241-245.

倉本 英彦 (2003b). 思春期のメンタルヘルス　北大路書房

倉本 英彦 (2007). つまずく若者たち——思春期臨床の現場から　日本評論社

倉本 英彦 (2010). 男性の不登校・ひきこもりはなぜ長期化しやすいか　児童心理, No.908, 77-81.

倉本 英彦 (2014a). 子どものうつをめぐって——その診断と治療　児童心理, No.991, 90-95.

倉本 英彦 (2014b). 思春期青年期の精神障害や問題行動の予後に関する研究(2)　第 110 回日本精神神経学会学術総会特集号, S-568.

倉本 英彦他 (1999). Youth Self Report (YSR) 日本語版の標準化の試み—— YSR 問題因子尺度を中心に——　児童青年精神医学とその近接領域, *40*(4), 329-344.

倉本 英彦 (編著) (2002). 社会的ひきこもりへの援助-概念・実態・対応についての実証的研究　ほんの森出版

松田 道雄 (訳) (1977). 貝原益軒『養生訓』　中央公論社

中川 泰彬・大坊 郁夫 (1996). 日本版 GHQ 精神健康調査手引　日本文化科学社

大橋 博司 (訳) (1980). 神聖病について　田村 松平 (責任編集) 世界の名著 9　ギリシアの科学　大橋 博司 (訳) ヒポクラテスの医学　中央公論社

臨床精神医学 (2014). 特集 精神障害の長期予後　臨床精神医学, *43*(10), 1409-1493.

精神科治療学 (2013). 特集 転帰の指標——治療の有用性をどう評価するか——　精神科治療学, *28*(4), 403-516.

World Health Organization (1993). *The ICD-10 classification of mental and behavioural disorders: Clinical descriptions and diagnostic guidelines*. Geneva: WHO. (融 道男・中根 允文・小見山 実 (監訳) (1993). ICD-10 精神および行動の障害：臨床記述とガイドライン　医学書院)

162　引用文献

第6章第1節

1）　村上　陽一郎（2005）．安全と安心の科学　集英社
2）　キェルケゴール（著）（1844）．斎藤　信治（訳）（1951）．不安の概念　岩波書店
3）　フロイト（著）（1917）．懸田　克躬（訳）（1973）．精神分析学入門　中央公論社
4）　融　道男・岩脇　淳（監訳）（2007）．カプラン臨床精神医学ハンドブック（第3版）メディカル・サイエンス・インターナショナル 2007
5）　原田　憲一（2008）．精神症状の把握と理解　中山書店
6）　Thomas, A., & Chess, S. (1977). *Temperament and development.* New York, NY: Brunner/Mazel.
7）　宮島　祐・中島　光博・星加　明徳（2004）．小児の心身症――生物学的背景と疾患概念の変化, 小児期の特徴と小児科医の役割について――　小児科臨床, *75*(増刊号), 1449-1456.
8）　山本　多喜司（監）（1991）．発達心理学用語辞典　北大路書房
9）　融　道男・中根　允文・小見山　実（監訳）（1993）．ICD-10 精神および行動の障害 臨床記述と診断ガイドライン　医学書院

第6章第2節

1）　稲村　博（1980）．家庭内暴力――日本型親子関係の病理　新曜社
2）　内閣府（2014）．平成26年度 青少年白書　時事画報社
3）　若林　慎一郎・本城　秀次（1987）．家庭内暴力　金剛出版
4）　倉本　英彦（1999）．不登校と家庭内暴力　倉本　英彦・斎藤　友紀雄（編）思春期挫折とその克服　現代のエスプリ, No.388.　至文堂
5）　倉本　英彦（2007）．つまずく若者たち 思春期臨床の現場から　日本評論社
6）　伊藤　順一郎（監修）（2004）．地域保健におけるひきこもりへの対応ガイドライン じほう

第6章第3節

1）　柏木　惠子・高橋　惠子（編）（2008）．日本の男性の心理学 もう1つのジェンダー問題　有斐閣
2）　倉本　英彦（2001）．ひきこもりの現状と展望――全国の保健所・精神保健センターへの調査から――　こころの臨床à・la・carte　星和書店
3）　倉本　英彦（2007）．これまでのひきこもり つまずく若者たち――思春期臨床の現場から――　日本評論社
4）　倉本　英彦（2008）．NHKひきこもりネット相談の実際　精神科治療学　星和書店
5）　近藤　直司他（2008）．思春期ひきこもりにおける精神医学的障害の実態把握に関する研究思春期のひきこもりをもたらす精神科疾患の実態把握と精神医学的治療・援助システムの構築に関する研究（主任研究者 齊藤万比古）厚生労働科学研究費補助金こころの健康科学研究事業　平成十九年度総括分担研究報告書
6）　山下　格（2007）．精神医学ハンドブック（第6版）医学・保健・福祉の基礎知識　日本評論社
7）　倉本　英彦（2003）．不登校・ひきこもりに自殺は多いか　思春期のメンタルヘルス　北大路書房
8）　高野　良英（2009）．対人恐怖と不潔恐怖　金剛出版
9）　福岡　伸一（2008）．できそこないの男たち　光文社
10）　鈴木　淳子（2008）．男性性とメンタルヘルス 男らしさの代償？　柏木　惠子・高橋　惠子（編）（2008）．日本の男性の心理学 もう1つのジェンダー問題　有斐閣

第6章第4節

1）　加藤　敏（2011）．現代人のヒュブリスと外傷後成長 斉藤　環（編）現代思想9月臨時増刊号緊急復刊 imago 総特集　東日本大震災と〈こころ〉のゆくえ　第39巻（第12号）, 152-165. 青土社
2）　永井　撤（2004）．自我心理学　氏原　寛・亀口　憲治・成田　善弘他（編）心理臨床大事典　培風館
3）　小林　正幸（1999）．不適応　中島　義明・安藤　清志・子安　増生他（編）心理学辞典　有斐閣
4）　小林　真（1999）．問題行動　中島　義明・安藤　清志・子安　増生他（編）心理学辞典　有斐閣
5）　烏山　平三（1999）．適応障害　恩田　彰・伊藤　隆二（編）臨床心理学辞典　八千代出版
6）　高橋　三郎・大野　裕・染矢　俊幸（訳）（2002）．DSM-Ⅳ-R 精神疾患の分類と診断の手引　医学書院（American Psychiatric Association (2000). *Diagnostic and Statistical Manual of Mental Disorders, Fourth*

Edition Text Revision（*DSM-IV-TR*）. Washington, DC: American Psychiatric Association.）

7)　WHO（1992）. *Psychological consequences of disasters: Prevention and management.* Geneva：WHO.（中根 允文・大塚 俊弘（訳）（1995）. 災害のもたらす心理社会的影響――予防と危機管理――　創造出版）

8)　Raphael, B.（1986）. *When disaster strikes: How individuals and communities cope with catastrophe.* New York, NY：Basic Books.（石丸 正（訳）（1984）. 災害の襲うとき――カタストロフィの精神医学――　みすず書房）

9)　丹羽 真一（2011）. フクシマの教訓――放射能被ばくに学ぶこころのケア　臨床精神医学, *40*(11), 1411-1415.

10)　小西 聖子（2011）. 見通しを持てずにさまよう被災者の心　臨床精神医学, *40*(11), 1431-1437.

索 引

事項索引

A to Z

ADHD　47, 48
adolescence　12, 13
adolescentia　10, 11
adulthood　13
APA　152
ASD　154
AN　43
BN　43
BPD　44, 45
CBCL　23, 64, 66, 68, 80, 83, 84, 110, 112
CBT　42
child　13
childhood　13
diagnosis　29
DSM-Ⅲ（1980）　38, 41
DSM-Ⅲ-R（1987）　38, 41
DSM-Ⅳ（1994）　38, 41
DSM-Ⅳ-TR　41, 152
DSM-5（2013）　32, 38, 41
GAF　64, 65, 69, 72-78, 83, 114
gender　14
GHQ　63
GHQ-28　64, 66, 80, 83, 84, 111, 112
ICD-10（1992）　18, 38, 60, 63, 136
ICD-9（1977）　38
juventas　11
OCD　41
prognosis　29
Psychopathie　44
PSW　124
PTSD　154
pubertas　10
puberty　12, 14

RC（rapid cycler）　40
SAD　40
SST　34, 120
WHO　13, 18, 136
young people　13
youth　13
YSR　23, 64, 66-68, 80, 83, 84, 112

あ

愛着　136
アンケート調査　58, 91, 104, 109, 114
安心感の乏しさ（不安）　133, 137
家のウチとソト　113, 145
医学モデル　50
異食症　43
移送　142
一次的自律性　149
1年後改善率　75-77, 79, 80, 84, 92, 100,101,
　　103, 106, 111, 112, 114, 116, 117
一級症状　33
一般精神医学　16, 17
一般精神科医　93, 96, 97, 104
遺伝的影響　155
遺伝的変異　149
医療保護入院　142
ウェクスラーの知能検査　24
「押す」と「引く」の対応　122
落ち着かせること　123
親が変われば子も変わる　125

か

外圧・情緒逸脱型　25
外圧・不安内閉型　25
外圧型　24, 27

外傷後ストレス障害（PTSD）　154
改善率（%）　71, 100-102
解体型　34
回避・制限性食物摂取症　43
回避反応　154
加害　141
加害者　138
過食症（BN）　43
過食性障害　43
仮想事例　114
家庭裁判所に送致　142
家庭内適応　124
関係を崩さない　125
感情障害　38
感情精神病　38
感染症のモデル　155
危険因子　31, 32, 50
気質　135
基礎症状　33
機能の全体的評定　64, 65
機能予後　30
器物損壊　138
気分（感情）障害　38
気分循環症　39
気分障害　38
気分変調症　39
急性ストレス障害（ASD）　154
急速交代型（RC）　40
境界性パーソナリティ障害（BPD）　44, 45
強迫観念　41
強迫行為　41
強迫症（OCD）　41
拒食症（AN）　43
緊急対応　142
緊張型　34
クロス集計　75
軽躁病　39
軽躁病エピソード　39, 40
健康被害　155
現実不安　134
高機能ASD　47
攻撃的活動性　113
公職選挙法　11
構造化診断面接　23

後方視的調査　57, 58, 82, 109
心をつくして、手をつくすな　124
子ども・若者育成支援推進法　15
子ども・若者ビジョン　15, 16
コミュニティモデル　50

さ
災害症候群　154
再燃・再発　111
避けられない自殺　53
雑談療法　124
残遺状態　34
ジェンダー　143
時間のかかる子ども　135
自験例調査　57-59, 82, 92, 100-104, 106, 109, 110, 114, 116, 120, 121
思考実験　114
自己決定権　142
自己同一性　14
自己誘発性嘔吐　44
思春期（puberty）　12, 14
思春期危機（Pubertätskrise）　17
自傷他害のおそれ　142
自然経過　32, 126
自然災害　153, 155
自然選択　148
自然治癒　126
自然治癒力　119, 125
実証的研究　117
疾病性　117
執拗な社会的ひきこもり（PSW）　124
児童　13
児童精神医学　16, 17
児童精神科医　93, 96, 97, 102, 104
児童相談所に送致　142
児童福祉法　11, 142
自閉スペクトラム症（ASD）　46-48
死別反応　152
自向と他向　113, 145
社会生活技能訓練（SST）　34, 120
社会的サポート　35, 120
社会的弱者　143
社会的ひきこもり　101
社会不安障害　41

索　引　167

社交不安症（SAD）　40
重回帰分析　81, 82, 85
修正可能（modifiable）な因子　34, 119
修正困難（fixed）な因子　35, 119
従来診断　63
出産外傷　134
出社拒否　24
順応　148
情緒逸脱型　25
小児科医　93, 97, 102, 105
小児期（childhood）　13
小児行動チェックリスト　23
少年法　11, 142
初診時 GAF　70, 75
事例性　117
心因反応　152
神経症的不安　134
神経性過食症／神経性大食症　43, 44
神経性やせ症／神経性無食欲症　43
神経認知機能　35, 120
人権　142
信号としての不安　134
震災　147
身体化-行動化-精神化　113
身体的暴力　138
診断（diagnosis）　29
人的災害　153
心理学的剖検　53
心理士　97, 102
心理社会的圧力　146
心理的暴力　138
心理テスト　24
診療記録　58
心療内科医　93, 96, 97, 102, 104
ストレス反応　154
青春　10
青少年（young people）　13
青少年対策推進要綱　15
青少年問題　15, 16
精神科医　93, 97-99, 104
成人期（adulthood）　13
成人の発達障害　20
精神病質（Psychopathie）　44
精神病でないひきこもり　144

精神病未治療期間 DUP　35, 119
『精神分析学入門』　134
精神保健福祉法　142
生存者症候群　154
性的同一性　14
「正」と「負」の対応　122
青年期（adolescence）　12, 13
「正」の対応　122
生物学的脆弱性　146
性別　14
生命予後　30, 31, 49, 50, 119, 126
性役割　14
全国調査　91, 100-104, 106, 109, 114, 116,
　　117, 120, 121
躁うつ病　38
早期治療　119
早期発見　119
双極 I 型障害　38, 40
双極 II 型障害　38, 40
双極性障害　38
躁病エピソード　39, 40
措置入院　142

た
大うつ病　153
第三者の介入　142
対象性　113, 145
対象性の限定　139
対人恐怖　133, 146
対人不安　133
第二次性徴　9, 10, 11
「他人を困らせる」タイプ　151
単極性うつ病　38
注意欠如・多動症（ADHD）　47, 48
長期予後　47, 111
治療アドヒアランス　35, 119
治療継続性　35, 120
治療効果予測因子　32
治療転帰　27, 30
治療予測因子　34
適応　149
適応状態　64, 69, 72, 75, 82, 85, 105, 112,
　　121
適者生存　148

適度な自律心　124
手のかからない子ども　135
手のかかる子ども　135
てんかん　118
天地・父母の恵み　127
逃避反射　134

な

内圧・情緒逸脱型　25
内圧・不安内閉型　25
内圧型　24
内因性精神病　38
二次的自律性　149
日本型の不登校の特徴　27
日本児童青年精神医学会　91, 104, 114, 117
認知行動療法（CBT）　42, 120

は

パーソナリティ障害　45
破瓜型　34
発達障害者支援法　19
場面性　113, 145
場面性の限定　139
半構造化診断面接　23
反社会的行動　149
反芻症（障害）　43
被害　141
被害者　138
被害的加害者　139
比較可能性　114
ひきこもり　24
被災地　147
非社会的行動　150
悲嘆反応　153
人見知り反応　136
避難者　155
病感　120
病識　35, 120
不安内閉型　25-27
風評被害　155
夫婦円満　122
夫婦間のコミュニケーション　122
複合災害　153
副次症状　33

不潔恐怖　146
不適応　149
不適応行動　149
不適応問題　147
不登校　24, 26
不登校に特徴的な問題　25
不登校の初期対応　123
不登校の見立て　24
不登校の四類型　27
不登校の理由　24
文化結合症候群　146
分離個体化　136
分離不安　136
米国型の不登校の特徴　27
米国精神医学会（APA）　152
併存　78, 79, 84
併存障害　48
包括的評価　21, 22
放射能事故　155
放射能被ばく　155
母性剥奪　136

ま

「自ら悩む」タイプ　150
見立て　24, 26
民事不介入　142
民主主義社会　142
妄想型　34
問題行動　63, 104, 149

や

郵送法　91
『養生訓』　126, 127
要保護措置　142
予期不安　134
抑うつエピソード　39, 40
予後（prognosis）　27-32
予後（治療転帰）　57, 58, 66, 75-78, 80-84,
　98, 104, 107, 109, 110
予後因子　31, 32
予後不良因子　50
予後予測因子　32
予測因子　32

ら

リビドー（性的エネルギー）　134

両親が仲良くする　125

臨床心理学　17

臨床心理士　93, 96, 97, 105

臨床精神医学　17

わ

若者（youth）　13

人名索引

A to Z

Achenbach, T. M.　64, 112
Bowlby, J.　136
Goldberg, D. P.　64
Hillier, V. F.　64
Mahler, M. S.　136
Spitz, R.　136

あ

飛鳥井望　53
アリエス, P.（P. Ariès）　12
井潤知美　64, 66
衛藤暢明　51
大橋博司　118

か

カールバウム, K. L.（K. L. Kahlbaum）　33
貝原益軒　126, 127
加藤敏　147
兼子幸一　35
神尾陽子　47
キェルケゴール, S. A.（S. A. Kierkegaard）　133
倉本英彦　35, 45, 57, 64, 82, 101, 113, 114, 122, 124
クレッチマー, E.（E. Kretschmer）　17
クレペリン, E.（E. Kraepelin）　33, 38
近藤直司　144

さ

サルトル, J.-P.（J.-P. Sartre）　134
シュナイダー, K.（K. Schneider.）　33, 44

た

ダーウィン, C. R.（C. R. Darwin）　148
大坊郁夫　63
高野良英　146
高橋祥友　50
チェス, S.（S. Chess）　135
張賢徳　53
トマス, A.（A. Thomas）　135

な

中川泰彬　63

は

ハイデッガー, M.（M. Heidegger）　134
林直樹　45
ハルトマン, H.（H. Hartmann）　149
ヒポクラテス（Hippocrates）　29, 118, 119, 121, 126
フロイト, S.（S. Freud）　33, 134
ブロイラー, E.（E. Bleuler）　33
ブロイラー, M.（M. Bleuler）　34
ヘッカー, E.（E. Hecker）　33
ヘミングウェイ, E.（Ernest Hemingway）　54

ま

松田道雄　127
宮本みち子　12
村上陽一郎　133
モレル, B. A.（B. A. Morel）　33

著者紹介

倉本英彦（くらもと ひでひこ） 精神科専門医／臨床心理士

現職：医療法人社団北の丸会理事長・歌舞伎町メンタルクリニック院長
　　　公益社団法人青少年健康センター理事
　　　社会福祉法人いのちの電話理事

略歴：茨城県水戸市出身。東京大学理学部物理学科卒業。筑波大学医学専門学群卒業（医師）。同
　　　大学大学院博士課程医学研究科修了（医学博士）。国立精神・神経センター精神保健研究所
　　　特別研究員，大学教員，などを経て現職。学校医，産業医，保健所嘱託医の経験も長い。思
　　　春期と多言語多文化の接点での仕事をめざしている。

専攻：思春期青年期精神医学，多文化間精神医学

著書：「社会的ひきこもりへの援助」（ほんの森出版），「思春期のメンタルヘルス」（北大路書房），
　　　「つまずく若者たち」（日本評論社）など，多数。

思春期のこころの問題と予後
精神科医による実証的アプローチ

2018 年 12 月 10 日　初版第 1 刷発行　（定価はカヴァーに表示してあります）

　　　　　　　著　　者　　倉本英彦
　　　　　　　発行者　　中西　良
　　　　　　　発行所　　株式会社ナカニシヤ出版
　　　　　　　〒606-8161　京都市左京区一乗寺木ノ本町 15 番地
　　　　　　　　　　　　Telephone　075-723-0111
　　　　　　　　　　　　Facsimile　　075-723-0095
　　　　　Website　http://www.nakanishiya.co.jp/
　　　　　Email　　iihon-ippai@nakanishiya.co.jp
　　　　　　　　　　郵便振替　01030-0-13128

装幀＝白沢　正／印刷・製本＝亜細亜印刷
Copyright © 2018 by Kuramoto Hidehiko
Printed in Japan.
ISBN978-4-7795-1316-9 C3011

本書のコピー，スキャン，デジタル化等の無断複製は著作権法上での例外を除き禁じら
れています。本書を代行業者等の第三者に依頼してスキャンやデジタル化することはた
とえ個人や家庭内の利用であっても著作権法上認められておりません。